輸液カテーテル管理の実践基準

輸液治療の穿刺部位・デバイス選択とカテーテル管理ガイドライン

日本VADコンソーシアム 編

南山堂

序

　治療目的の静脈注射（静脈内への薬剤や輸液投与）にも，検査目的の静脈採血にも静脈穿刺が伴うことから，注射行為はおそらく日常最も頻繁に行われている侵襲的な医療行為だといえます．静脈穿刺，静脈留置に用いられる器材類（Vascular Access Devices：VAD）には多様な選択肢，使用方法が存在しますが，わが国では，関係する医療者が一堂に会して情報を交わし，科学的な議論をする場は限られています．

　静脈注射は長い間，医師だけが行える行為でした．2002年の行政解釈の変更で，診療の補助行為として，医師の指示のもとに看護師が行える行為になり，その際には安全に行うための教育，研修，そして体制の整備がセットにされ，日本看護協会の指針なども発表されました．しかし，実質的には静脈注射が看護師によって行われてきたという現状追認の社会風潮がある一方，指導的あるいは教育的な医療施設の大半は，看護師が注射業務に関わってこなかったという背景もあり，教育・研究体系は未だ十分ではありません．

　医師は患者への輸液・薬剤の処方や指示は行い，静脈穿刺，カテーテル留置も行いますが，静脈路の維持管理は専ら看護師任せであり，投与経路や使用VADまでには余り深く関わりません．薬剤師は，注射液の調製・監査には関与してもVADや投与方法の選択には関わらず，また臨床工学技士も輸液ポンプ類の電気的，装置的な保守点検以上にVADへの関わりはありません．そのため現場の業務は，専ら各施設の経験の積み重ねや販売業者の情報に基づいた知識に依存しているのが現状です．このように当分野で日本の臨床システムが反映された科学的根拠が積み上げられる土壌がないことは大きな課題です．

　この間にも，日本医療機能評価機構などから，医療事故の中では注射・投薬関連が最も多く，看護師が医療事故の直接の当事者となる事例や疫学研究が多数報告され続けています．また，血流感染の防止や職務感染の防止などの重要性も認識されて来ていますが，現場で実際どうすれば良いのかに関しては，感染制御や静脈栄養，あるいは放射線診断など専門領域を背景にした指針はあるものの，領域を越えた一般臨床を対象にしたものでもありません．何より基本的に欧米の根拠や情報に依存した内容が中心であり，日本特有の医療チーム構成，医療事情に適合できない内容が含まれます．

　このため，私ども日本VADコンソーシアムの輸液ガイドライン作成ワーキンググループ（Japanese Vascular Access Device Working Group：JVADWG）は，日本の一般臨床で望まれるVADの適用方法に関わる意見が客観的に評価され，医療の質の向上につながる機会

が限られていることを認識し，地域包括医療法（看護師の特定行為研修）の施行により，医療行為が医師の指示のもと，広く看護師に開放されるのを機に，VADの臨床使用指針を提案することで日本の患者医療に貢献したいと考えました．

JVADWGは，2014年4月に発足したVADの臨床使用に関心を持つ多職種からなる有志医療者グループです．7名と少人数ではあり，すべての領域を網羅したとは言えませんが，偏らない幅広い臨床領域と職域をカバーしています．それぞれのメンバーは，特定の団体や領域，あるいは企業の利益を代表する立場ではなく，個人の知識と経験に基づいて，患者の最善の利益を考えてVAD使用の臨床指針に関する意見を討議し，全員一致の原則で指針を集約しました．

VADに関しては，現状でレベルの高い科学的根拠が希薄であることから，指針の策定に先立ち，メンバー間で以下の4点で合意を形成しました．

① 科学的根拠は最大限に重視するものの，日本の医療体制の実情に合致しないと全員が一致した際は，その根拠には縛られない．
② 現状で行われていなくとも，患者の利益に鑑み今後は行われるべきだと全員が一致して考える事項は前向き(proactive)に採用する．
③ 根拠の曖昧な事項に関しては，デルファイ法を用いて意見集約を試みる．
④ 指針は，不足しているこの領域の科学的な根拠を補強する研究を惹起する出発点，叩き台となることを目指し，以後の幅広い討論の場での改善，改訂を目指す．

約1年半をかけて作成した指針は，これまで2015年7月の第16回アジア静脈経腸栄養学会学術大会（会長 東口髙志），2015年10月の日本臨床麻酔学会第35回大会（会長 鈴木利保）でメンバーが概略を発表し，医療界の関心の高さを実感してきました．今回ここに指針を提案し，JVADWGも発展拡大させ，従来の医療の枠組みを越えより幅広い関係者の自由な参加と議論を目指した日本VADコンソーシアム（Japan Vascular Access Device Consortium：JVADC）として再出発することとしました．本指針は，そのJVADCでの議論の礎となるものです．皆様方の建設的なご意見，ご助言により，より的確な内容に進化し，真に日本の臨床に貢献するガイドラインに成長することを願うものです．最後に，ガイドライン作成にあたり，患者，医療者，そして提案者である我々JVADWGの立場の法的保護の観点から，法学者であり，生命倫理学に造詣の深い甲斐克則氏（早稲田大学法学学術院教授）には貴重な助言をいただきました．ここに深謝申し上げます．

2016年1月

JVADWG 代表

聖路加国際大学　特任教授

宮坂　勝之

ガイドライン作成ワーキンググループ

宮坂 勝之	聖路加国際大学大学院周麻酔期看護学　特任教授
東口 髙志	藤田保健衛生大学医学部外科・緩和医療学講座　教授
黒田 達夫	慶應義塾大学医学部小児外科　教授
鈴木 利保	東海大学医学部外科学系・診療部麻酔科　教授
森澤 雄司	自治医科大学附属病院　感染制御部長・感染症科　准教授
伊藤 龍子	順天堂大学医療看護学部　教授
二村 昭彦	藤田保健衛生大学七栗記念病院薬剤課

ガイドライン作成協力者

赤丸 祐介	市立池田病院消化器外科　部長
秋山 智弥	京都大学医学部附属病院　病院長補佐・看護部長
木下 光博	徳島赤十字病院放射線科
小谷 穣治	兵庫医科大学救急・災害医学講座　主任教授
笹野 寛	名古屋市立大学医学研究科先進急性期医療学　教授
坂口 みきよ	東芝病院医療安全管理室　感染管理認定看護師
坂田 素子	一般財団法人住友病院　副看護部長
高詰 江美	公益財団法人田附興風会医学研究所 北野病院看護部看護管理室
寺坂 勇亮	社会福祉法人京都社会事業財団 京都桂病院救急科救急初療室　室長
楢崎 肇	医療法人彰和会 北海道消化器科病院 外科・肛門科
畠山 明子	公益財団法人日本生命済生会 日生病院　がん化学療法看護認定看護師
平岡 康子	旭川赤十字病院感染管理室　看護副部長
松末 美樹	医療法人協和会 第二協立病院看護部
森野 良蔵	公益財団法人がん研究会 有明病院麻酔科　医長
渡部 修	厚生連 佐久総合病院佐久医療センター救命救急センター　副部長

目 次

ガイドライン

- **I** ガイドラインの目的 …………………………………… 2
- **II** 対象者 …………………………………… 2
- **III** ガイドラインポリシー …………………………………… 2
- **IV** エビデンスレベルと推奨度 …………………………………… 2
- **V** 用語の定義 …………………………………… 3
- **VI** 推奨基準 …………………………………… 4
  1. 輸液治療に必要な能力・教育基準 …………………………………… 4
  2. 輸液治療での感染管理基準 …………………………………… 5
  3. 輸液治療での安全管理基準 …………………………………… 8
  4. 静脈留置カテーテル選択基準 …………………………………… 10
  5. 静脈留置カテーテル挿入部位の選択基準 …………………………………… 12
  6. 静脈留置カテーテル挿入方法の基準 …………………………………… 14
  7. 静脈留置カテーテルの管理・抜去基準 …………………………………… 16
- **VII** 文 献 …………………………………… 21

資 料

1. ガイドラインの作成の過程 …………………………………… 28
2. 輸液カテーテル類の挿入方法 …………………………………… 29
3. 中心静脈カテーテル挿入部の皮膚消毒 …………………………………… 30
4. カテーテル留置に伴う合併症,有害事象 …………………………………… 32
5. 配合変化が起こりやすい主な注射剤 …………………………………… 36
6. デバイス選択アルゴリズム …………………………………… 46

ガイドライン

I ガイドラインの目的

近年，輸液治療は急速に発達し新たな輸液手技の使用が拡大している．また，看護師による静脈確保が一般化するなど，チーム医療の進展も見られる．手技の標準化も進んでおり，穿刺部位・デバイス選択とカテーテル管理に関しては，感染面ではCDCガイドラインで，デバイス選択や管理面では米国輸液看護協会(INS)の基準でそれぞれ詳しく記述されており，日本の実践でも参考となる資料である．これらのガイドラインや近年発表された新たなエビデンスを基に，日本特有の医療環境やチーム医療の状況を踏まえながら，日本の臨床で活用できる輸液カテーテル管理の実践基準を作成する．このガイドラインは，静脈ルート確保時の患者への侵襲を最小化し，カテーテル留置中の患者の安全と静脈内投与の確実性を高めることを目指したものである．

II 対象者

輸液治療にかかわるすべての医療従事者，そして，入院・外来・在宅医療環境で輸液治療や管理を行う者を対象とする．

III ガイドラインポリシー

日本の臨床で，ガイドラインの目的を満たすため，以下のようにガイドラインポリシーを定めた．
- 輸液治療時の患者への侵襲を最小化し，安全性と投与の確実性を高めるための基準であること
- 科学的根拠を重視した上で，日本の医療環境を考慮した，日本の臨床で活用できる実践基準であること
- 臨床および専門家のコンセンサスに基づいた項目であること
- 科学的根拠の不足点を明らかにし，以後の改善，改訂を目指すこと

IV エビデンスレベルと推奨度

エビデンスレベル	
I	最低1つのRCTやメタアナリシスによる実証
II	RCTではない比較試験，コホート研究による実証
III	症例集積研究や専門家の意見

推奨度	
A	強く推奨する
B	推奨する
C	推奨しない

Ⅴ 用語の定義

本ガイドラインで用いている用語について，下記のように定義する．

PVC	末梢静脈留置カテーテル Peripheral Venous Catheter	
	定義	末梢の静脈に留置する7cm未満のプラスチック製のカテーテル
PICC	末梢挿入型中心静脈カテーテル Peripherally Inserted Central Venous Catheter	
	定義	末梢の静脈からカテーテルを挿入し，先端を中心静脈に留置するカテーテル．
CVC	非トンネル型中心静脈カテーテル Central Venous Catheter (non tunnel type)	
	定義	鎖骨下，内頚，大腿静脈などから挿入し，先端を中心静脈に留置するカテーテル．
CVポート	埋め込み型中心静脈カテーテル Implanted Central Venous Catheter	
	定義	ポートと呼ばれる経皮的に針を刺入する部分と，先端が中心静脈に留置されたカテーテルを接続し，全体が皮下に完全に埋め込まれたもの．
トンネル型CVC	トンネル型中心静脈カテーテル Central Venous Catheter (tunnel type)	
	定義	カテーテルの血管穿刺部位から皮膚刺入部まで皮下トンネルを作成し，留置固定するカテーテル．
VAD	血管アクセスデバイス Vascular Access Device	
	定義	静脈路を確保するために用いる医療機器全体を指す． 本ガイドラインでのVADは，PVC，PICC，CVC，CVポート，トンネル型CVCとし，翼状針，静脈針（鉄針），動脈カテーテル，透析・体外循環用のカテーテル類は含まない．
院内手順	Hospital Protocol	
	定義	当該施設で業務上守るべき項目をまとめたものとする．院内手順には院内ガイドラインや院内マニュアルなどが含まれる．
CRBSI	カテーテル由来血流感染症 Catheter-Related Bloodstream Infection	
	定義	血管内に留置されたカテーテルに由来する血流感染症．サーベイランス目的の定義である中心ライン関連血流感染(Central Line-Associated Bloodstream Infections：CLABSI)とは異なる．

VI 推奨基準

① 輸液治療に必要な能力・教育基準

1	医師，看護師および薬剤師は，輸液治療の提供に際し，専門職としての責任を理解し，患者に対する安全の確保に努める[1,2].	III	A
2	医師，看護師および薬剤師は自らの業務範囲内で安全な輸液治療または補助を行える能力を取得し維持する[1,2].	III	B
3	病院長は，輸液治療にかかわる医療従事者に対して，安全な輸液治療の実施と維持管理に必要な知識と技術の教育を継続して行う体制をつくる[3].	I	A
4	病院長は，輸液治療にかかわる患者の侵襲と医療従事者のリスクを最小限にする措置を講ずる責任がある[3].	III	A
5	病院長は，輸液に関する教育の責任者として医師，看護師および薬剤師をそれぞれ配置する[3].	III	A
6	輸液に関する教育の責任者は，院内で輸液治療にかかわる医療従事者すべてに対して，輸液治療の知識と院内手順の遵守状態を定期的に評価する[4].	I	A
7	輸液治療に必要な知識と技術を有すると施設が認めた者が輸液に関連する業務に従事する[2].	II	A
8	血管内留置カテーテルの挿入に関する技術認定を各施設で行うことが望ましい．その場合，それぞれのカテーテルの種類に応じて認定を行い，基準に満たないものが単独で手技を行わない[2,5].	I	A
9	挿入技術の認定基準および評価方法は院内手順に具体的に定める[5].	III	A
10	挿入技術の評価は定期的に行い，技術向上に向けた教育を継続して行う[2].	III	A
11	血管内留置カテーテルの技術演習は解剖モデルやシミュレーション機材を用いて行う．侵襲的な技術の演習を医療従事者同士で行わない[6-8].	III	A
12	各施設の院内手順などで，インフォームド・コンセントの必要性，および各職種の役割，業務範囲，責任を明確に規定する．各医療従事者は規定を遵守し，医療チーム内で情報を共有する[2,5].	III	A

② 輸液治療での感染管理基準

全 般

1	感染予防の技術や医療機器を導入する際は，（各医療施設で）評価基準を設けて適切に評価する[1]． **評価基準** 導入に必要な作業量と費用，期待される効果（感染予防や臨床有効性），効率，安全性，信頼性	III	A
2	輸液関連のサーベイランスを実施し，自施設の感染率や安全性を評価する[1, 2]．	II	A
3	各施設で感染予防策の院内手順を作成し，遵守する[3, 4]． ＊院内手順にはバンドル（優先順位の高い感染予防対策をまとめて実践すべきもの）を含める．	II	A
4	各施設の院内手順は，自施設のサーベイランスデータを参考にして改善を検討する[5, 6]．	II	A
5	輸液治療にかかわる医療従事者に対し，教育を行う[1, 7-9]． 教育内容は以下の項目を含める． **項目** カテーテル使用の適応，適切な挿入方法や維持管理法，CRBSIの知識と予防手順	II	A
6	患者，家族および介護者に対して教育を行う[1]． 教育内容は以下の項目を含める． **項目** 輸液治療内容，カテーテルなど器材の説明，適切な手指衛生方法，留置中の生活上の注意点，起こりうる合併症と対処方法，報告すべき症状など	III	A
7	輸液治療やカテーテル操作など血液や体液に触れる可能性のある手技を行う際は標準予防策に従って適切な個人防護具（マスク，ガウン，手袋等）を使用する[10-12]．	I	A

準 備

8	実施者は医療機器や衛生材料を使用する際は事前に，使用期限，滅菌状態，破損の有無，正しく機能するかを確認する[1, 7]．	III	A
9	手指衛生は，患者に触れる前後およびカテーテル挿入・交換，輸液ライン管理・交換，カテーテルの修復，ドレッシング処置の前後で実施する[9, 13, 14]．	I	A

挿 入

共 通

10	穿刺時の皮膚消毒は，消毒薬を塗布後，殺菌に必要な十分な時間をおく[15-17]．	I	A

11	穿刺部位には滅菌透明ドレッシングを用いる．穿刺部位が出血していたり，発汗症を有するときのみ，ガーゼ型ドレッシング（滅菌ガーゼ）を用いる[18-21]．	I 》 A

末梢静脈留置カテーテル（PVC）

12	PVC挿入時の皮膚消毒薬は消毒用エタノールまたはクロルヘキシジン添加アルコールを用いる[15]．	I 》 A
13	皮膚消毒薬の塗布後に穿刺部位に触れない場合は，末梢静脈留置カテーテルの挿入に清潔手袋（非滅菌）を用いてもよい[22]．	I 》 A

中心静脈アクセスデバイス（PICC，CVC，CVポート，トンネル型CVC）

14	中心静脈アクセスデバイス（PICC，CVC，CVポート，トンネル型CVC）挿入時およびドレッシング交換時はクロルヘキシジン添加アルコールを用いて患者の皮膚消毒を行う[15-17]．	I 》 B
15	中心静脈アクセスデバイス（PICC，CVC，CVポート，トンネル型CVC）を挿入する際は，手技者はマキシマルバリアプリコーション（手指衛生，マスク，滅菌ガウン，帽子，滅菌手袋，全身を覆う滅菌ドレープ）を行う[12, 23, 24]．	I 》 A
16	中心静脈アクセスデバイス（PICC，CVC，CVポート，トンネル型CVC）を挿入する際は，原則として手技者単独での挿入は避け，介助者を付ける．また，介助者は手技が規定の手順を遵守したものであるかを確認する[25]．	III 》 A
17	CRBSI予防目的での抗菌薬の予防投与は行わない[26]．	I 》 A

留置中

18	すべての静脈留置カテーテルのドレッシング交換をする際には，清潔手袋または滅菌手袋を着用して行う．末梢静脈留置カテーテル（PVC）のドレッシングを交換する際は，清潔手袋（未滅菌）でよい[22]．	III 》 A
19	中心静脈アクセスデバイス（PICC，CVC，CVポート，トンネル型CVC）挿入部位は，透明ドレッシングを用いる場合は7日ごとに交換する[21, 27]．ガーゼを用いる場合には，2日ごとに交換する．	I 》 A
20	穿刺部位のドレッシングは，定期交換以外でも，ゆるみ，湿潤，汚れが見られた場合に交換する[18, 19]．	I 》 A
21	カテーテルおよび穿刺部位を直接水につけない．透明ドレッシングで被覆すれば，シャワー浴を行ってもよい[28-30]．	I 》 A
22	トンネル型CVCの挿入部位（創）に炎症がなく治癒している場合，ドレッシング材による保護は必要ない[22]．	III 》 A
23	クロルヘキシジン含浸スポンジ付ドレッシングは，他の感染予防策で効果が期待できないときに使用を検討する[31-33]．ただし生後2ヵ月以下の乳児では使用しない．	I 》 B

24	末梢静脈留置カテーテルの観察および交換の頻度は各施設の院内手順に定める[7, 34-34]. ＊末梢静脈留置カテーテルの観察・記録は毎日実施し，交換は留置後3日目〜4日目を目安に定期的に行う． ＊乳幼児の場合，定期的なカテーテルの交換は必要はないが，挿入部位の定期的な観察に基づき，臨床的に必要と判断したときに交換する．	I » A
25	CVC，PICCは，感染予防目的でカテーテル交換を行わない．閉塞や破損などカテーテルトラブル時には交換を行う[37, 38]．	I » A
26	CRBSIが疑われる場合は，ガイドワイヤーを用いたカテーテル交換は行わない[22]．	I » A
27	CVCやPICCは発熱だけを理由に抜去する必要はない[22]． ＊カテーテル感染が疑われる場合にはカテーテルの抜去を考慮する．	II » A

薬剤混合

28	薬剤師は薬液混合法，調製場所の選択・清潔管理に関して指導・助言する[39]．	III » A
29	薬剤師以外による薬剤の調製は極力少なくすることが望ましい[39]．	II » A
30	薬剤の調製場所は専用スペースで行い，専用スペースには無菌設備等を備えることが望ましい．無菌設備を使用する場合は，専用のガウンを着用する[39, 40]．	III » A
31	調製に用いる作業台の清拭には，消毒用エタノールや四級アンモニウム塩などを用いる[39, 41]．	III » A
32	薬剤の調製時は，手指衛生後に清潔手袋（非滅菌）を着用して作業を行う[39]．	III » A

③ 輸液治療での安全管理基準

1	輸液治療に関連した患者および医療従事者の安全確保は施設管理者の責務である． 患者と医療従事者の安全が確保されるように，施設管理者は院内手順の作成，医療従事者および患者に対する教育の実施，業務管理，物品の整備，有害事象の記録と評価および業務改善を行わなければならない．	Ⅲ » A
2	各施設で定める院内手順には，輸液治療に関連する有害事象が発生した場合の報告・記録に関する項目を含めなければならない． ＊記録・報告すべき内容については本ガイドラインの各章および資料を参考．	Ⅲ » A
3	医師，看護師および薬剤師は輸液治療に関連した有害事象＊について各医療施設の院内手順に従って報告記録する． ＊記録すべき事象には，インシデント・アクシデント事象のほかに薬剤の血管外漏出や静脈炎も含める．	Ⅲ » A
4	各施設は報告された輸液治療に関連した有害事象を評価し改善を図る．	Ⅲ » A
5	医療従事者は輸液治療を行うにあたり，リスクの高い患者や疾患を明確にし予防策を講じることで，安全性の改善や予防可能な有害事象の減少を図る．	Ⅲ » A
6	医療従事者は，薬液混合やラベル表示のミス，ならびに医療過誤について院内手順に従って記録し，安全管理部門へ報告することで院内で共有し再発防止に努める．	Ⅲ » A
7	医療従事者は薬剤および輸液に関連した技術や医療機器の評価を多職種で行う． 評価する項目　どういうものなのか，どのように使うのか，だれが使うのか，どこで使うのか，必要な教育，必要な費用や時間，期待される効果（有効性，安全性），効率	Ⅲ » A
8	同一機能の製品が2種類以上採用されている場合や新しい製品に変更される場合，医療従事者の異動時などは特に安全使用の周知徹底を図る．	Ⅲ » A
9	医薬品，医療機器や衛生材料（ガーゼ，綿球，ピンセット等）を使用する際は，使用期限，滅菌状態，破損の有無，正しく機能するかを確認する．	Ⅲ » A
10	医薬品，医療機器および衛生材料に不具合（や異常）が確認されたら，直ちに患者への使用を中止し，患者の安全を確認し，院内手順に従って対応する部署に報告する．	Ⅲ » A
11	実施者は指示を受ける際および薬剤の準備を行う際に，薬剤の名称，用法，用量，濃度，使用期限および混合後の使用期限，滅菌状態，投与経路を確認する．可能であればダブルチェックを行うことが望ましい．	Ⅲ » A

12	実施者は，投薬前に患者，薬剤，用法，用量および投与速度，投与経路，投与時間が医師の指示通りであり，指示内容に問題がないか確認する．	III » A
13	実施者は，投薬前にカテーテル，輸液ラインを含め薬液から刺入部までのすべての経路に異常がないか確認する．	III » A
14	留置中の観察の際には，薬剤から患者の刺入部に至るまでの順で，投与されている薬剤および流量が正しいか，すべての輸液ライン(カテーテル，輸液セット，接続器材)が正しく接続され，破損していないかを確認する．	III » A
15	色分けによる器材の確認は安全管理の一つの方法ではあるが，色覚だけに頼った医療器材等の確認は行わない．	III » A
16	病棟での薬剤の調製を極力避けるため，プレフィルド製剤，キット製剤，薬剤部であらかじめ混合された薬液を使用することが望ましい．	III » B

④ 静脈留置カテーテル選択基準

業務実施に関する基準

1	末梢静脈留置カテーテルは，輸液治療の目的，投与する薬剤，輸液期間の長さを考慮した上で使用する[1,2].	I	A
2	輸液治療に携わる医療従事者は輸液治療計画に基づいて，最適なカテーテルが選択できるようアセスメントを行い，医療チーム内で情報を共有する[3].	III	A
3	高圧注入を行う際は，注入圧が使用するカテーテルの耐圧の範囲内であることを確認する[4].	II	A

末梢静脈留置カテーテル(PVC)

4	PVCに適さない治療や長期間の輸液治療にPVCを用いる場合は，例外的な使用と位置づけ，その判断と根拠及び留置中の合併症の有無を記録する[4]. PVCに適さない治療(薬剤) ・壊死性薬剤の持続投与 ・pH5未満またはpH9以上の輸液溶液の投与 ・浸透圧比*2.1以上の輸液の投与 ・その他，血管収縮や細胞侵襲リスクのある薬剤の投与 *浸透圧比：生理食塩液の浸透圧を1としたときの浸透圧の比率	III	A
5	輸液治療目的での金属針の使用は，血管損傷のリスクが高いため推奨しない(短時間の単回投与である場合を除く)[5,6].	I	A
6	PVCによる輸液治療期間*の上限は，1週間を目安に患者の状態，医療環境(実施者や医療機器など)を考慮した上で各施設の院内手順に規定することが望ましい[3,7,8]. *輸液治療期間：カテーテル本数にかかわらずPVCを用いた輸液治療の期間で，カテーテル1本の使用期間ではない． **欧米では6日を超える輸液治療はPVCに適さないとされているが，日本の医療環境での基準となるエビデンスはない(未解決問題).	II	B
7	留置する血管および治療に対して，用途に応じ可能な限り細径のカテーテルを使用する[9].	II	A
8	安全機能を備えるPVCを使用し，針先による医療従事者の損傷を予防することを推奨する[10].	III	A

末梢挿入型中心静脈カテーテル（PICC）

| 9 | 中心静脈からの輸液治療には挿入及び管理の安全性を考慮し，原則としてPICCを第一選択とする[3, 4, 7, 11]. | II » |

非トンネル型中心静脈カテーテル（CVC）

10	CVCを挿入する際には，デバイスに特有のリスクとメリットを考慮し，留置の安全性，病態，使用目的，使用期間を考慮してデバイスを選択する[12-19]. 主な合併症（例）：気胸，動脈穿刺，血胸，血栓症，血流感染症	I »
11	必要最小限の内腔数のカテーテルを選択する[20, 21]. ＊ただし，留置カテーテル本数を増やすことを推奨するものではない．	II »
12	CVCは抗悪性腫瘍薬，壊死性薬剤，刺激性薬剤，経静脈栄養剤，pH5.0未満またはpH9.0以上の薬剤，浸透圧比＊2.1以上の薬剤，血管作動薬など微量安定投与が必要な薬剤の投与，または大量輸液を行うために用いる[4]. ＊浸透圧比：生理食塩液の浸透圧を1としたときの浸透圧の比率	III »

埋め込み型中心静脈カテーテル（CVポート）

| 13 | 長期間に及ぶ輸液治療や抗悪性腫瘍薬の投与経路として使用を考慮する[22]. | II » |

トンネル型中心静脈カテーテル（トンネル型CVC）

| 14 | トンネル型CVCは，カテーテル感染の予防については最も優れたカテーテルの一つである[22]. | II » |

⑤ 静脈留置カテーテル挿入部位の選択基準

末梢静脈留置カテーテル（PVC）

1	カテーテル挿入には原則として上肢を使用する[1-3]． カテーテルが下肢に挿入されている場合は，組織損傷，血栓性静脈炎，および潰瘍が生じる危険性があるため，できるだけ早く上肢に挿入し直す（特に成人患者）．	Ⅱ	A
2	カテーテルの挿入部位は，上肢の末梢側から選択していく．カテーテルを再留置する場合は，これまでにカテーテルを挿入した部位より中枢側に留置する[1]．	Ⅲ	A
3	成人患者では，神経を傷害する危険があるため，手首から12cmほどの橈骨に沿った部位は避ける[1]． 伸筋支帯　平均8cm 茎状突起 神経損傷危険地帯　浅枝が皮下に出てくる部位	Ⅲ	A
4	カテーテルの挿入時に避ける部位[1]． ・屈曲部（肘窩，手首） ・触診で疼痛が認められる領域 ・合併症（皮下出血，浸潤，静脈炎，硬化束状血管）を起こした静脈 ・手術や処置を行う予定がある領域	Ⅲ	A
5	上肢にある以下の静脈での留置は避けることが望ましい[1]． ・腋窩リンパ節郭清を伴う乳房手術を受けた側 ・放射線療法を受けた側 ・リンパ浮腫がみられる側 ・麻痺のある上肢 ・透析用シャントに適した前腕および上腕の静脈（ステージ4または5の慢性腎疾患を有する患者）	Ⅲ	B

末梢挿入型中心静脈カテーテル（PICC）

6	PICCの挿入部位は，成人では上腕尺側皮静脈を第一選択とし，上腕橈側皮静脈および上腕静脈も考慮する[1]．	Ⅲ	B
7	挿入部位を選択する際は，触診で疼痛が認められる領域，および障害がある静脈（皮下出血，浸潤，静脈炎，硬結）を避ける[1]．	Ⅲ	A

8	上肢の静脈での留置は避ける[1]． ・腋窩リンパ節郭清を伴う乳房手術を受けた側 ・放射線療法を受けた側 ・リンパ浮腫がみられる側 ・麻痺のある上肢 ・透析用シャントのある前腕および上腕の静脈（ステージ4または5の慢性腎疾患を有する患者）	Ⅲ 》 A

非トンネル型中心静脈カテーテル（CVC）

9	CVCを選択する場合，各部位に特有のリスクとメリットを考慮し，実施者が安全に留置できる部位を選択する[4-11]． 主な合併症（例）：気胸，血胸，動脈穿刺，出血，血栓症，血流感染症	Ⅰ 》 A
10	血液透析患者と進行腎疾患患者では，鎖骨下静脈狭窄症を避けるため，鎖骨下静脈への挿入を避けることが望ましい[12-16]．	Ⅰ 》 A
11	成人患者では，血栓症や血流感染症のリスクが高いため，CVCの穿刺部位として大腿静脈の使用を原則として避ける[6, 7, 11, 17]．	Ⅰ 》 A

⑥ 静脈留置カテーテル挿入方法の基準

業務実施に関する基準

1	医師は，緊急時を除き，カテーテルを挿入する前に，VADを留置する論理的根拠，挿入方法および予想される留置期間について患者に対して説明を行う．看護師は，留置中のカテーテルの管理方法ならびに合併症の徴候や報告すべき症状について指導を行う[1]．	III	A
2	院内手順および添付文書に従い血管内留置カテーテルを挿入する[1]．	III	A
3	消毒薬は単回使用製品を用いることを推奨する[1-3]．	III	B
4	カテーテルを留置する際に使用する器材は，単回使用とする[1-3]．	III	A
5	カテーテルの挿入に際し，剃毛は行わない[2,4]．体毛が多い場合，サージカルクリッパーを用いて除毛する．	III	A
6	カテーテルを挿入する部位はカテーテルの種類に応じ院内手順に従って消毒する．挿入部位に明らかに汚染が認められるときは，あらかじめその部位を洗浄する[1,5]．	III	A
7	医薬品，医療機器および衛生材料を使用する際は，使用期限，滅菌状態，破損の有無，正しく機能するかを確認する[6]．	I	A

末梢静脈留置カテーテル（PVC）

8	PVCの穿刺に，続けて複数回失敗した場合，穿刺者の交代を考慮する[7]．	III	A
9	目視や触診で血管確認が困難な場合には，エコーや赤外線等による血管可視化装置の使用を検討する[1]．	III	A
10	末梢静脈の確保が困難な患者では，静脈注射の必要性を再度評価し，PICC等の使用を検討する[1]．	II	A
11	PVC挿入時の皮膚消毒薬は消毒用エタノールまたはクロルヘキシジン添加アルコールを用いる[7,8]．	I	A
12	静脈怒張を得る際には，清潔な駆血帯の使用に加え，あらかじめ心臓より低くする，手の開閉，静脈を末梢側方向に撫でる，温めるなどの方法を用いる．カテーテルを留置する前に，挿入する環境を適切に整える（ベッドの高さ，照明，物品の配置，患者のプライバシーなど）[7]．	II	A
13	清潔手袋（非滅菌）を使用した場合，皮膚消毒後に挿入部位に触れてはならない[1]．	III	A

中心静脈アクセスデバイス(PICC，CVC，CVポート，トンネル型CVC)

14	中心静脈アクセスデバイス(PICC，CVC，CVポート，トンネル型CVC)の挿入時は院内手順に準じた方法で行っているかを確認する[8,9].	III	A
15	中心静脈アクセスデバイス(PICC，CVC，CVポート，トンネル型CVC)挿入に必要な物品をすべて揃えて準備しておく[8,9].	III	A
16	中心静脈アクセスデバイス(PICC，CVC，CVポート，トンネル型CVC)の挿入および交換を行う場合，手技者はマキシマルバリアプリコーション(手指衛生，マスク，滅菌ガウン，帽子，滅菌手袋，全身を覆う滅菌ドレープ)を行う[10,11].	I	A
17	中心静脈アクセスデバイス(PICC，CVC，CVポート，トンネル型CVC)の静脈の確認にはエコー等を使用すること，また挿入時にもエコー等を用いることが望ましい[12-14].	I	A
18	中心静脈留置アクセスデバイス(PICC，CVC，CVポート，トンネル型CVC)を挿入する際には，原則としてセルジンガー法*を用いる[7,15]. ＊資料2で輸液カテーテル類の挿入方法の種類と定義を解説 ➡p.29参照	III	A
19	中心静脈アクセスデバイス(PICC，CVC，CVポート，トンネル型CVC)は，X線などによりカテーテル先端位置が上大静脈に留置することを確認してから使用する．やむを得ず大腿静脈から挿入する場合は，カテーテル先端位置が横隔膜を越えていることを確認する[1,16,17].	II	A
20	中心静脈アクセスデバイス(PICC，CVC，CVポート，トンネル型CVC)の先端が血管壁に当たっていないことを，画像や血液の逆流の有無などで確認する[1,7]．確認は留置時のみでなく，管理中も評価する．	III	A
21	トンネル型CVC，CVポートの挿入直後は創部に適切な消毒とドレッシングを行い，創部に異常がない場合は少なくとも48時間はドレッシングは剥がさず，滅菌状態を保つ[18].	II	A

穿刺部位の鎮痛

22	カテーテルを挿入する際に，穿刺部位の鎮痛を考慮することが望ましい．その場合，患者の利益(痛みの軽減，成功率の上昇)とリスク(アレルギー，感染，組織損傷)について十分検討する[1].	III	A
23	局所麻酔薬を使用する際は各施設の院内手順および添付文書に従うこととする[1].	III	A
24	局所麻酔薬を投与する際は，アレルギー反応，組織の損傷，血管系への誤投与のリスクについて評価する[1,19].	III	A

⑦ 静脈留置カテーテルの管理・抜去基準

業務実施に関する基準

1	輸液治療は,医師の指示に従って,治療を開始,変更または中止する[1].	Ⅲ » A
2	実施者は,治療を開始,変更または中止する前に,医師の指示の内容を確認する[1,2]. 不明瞭な文字がないか,患者*,輸液の種類・投与量・具体的な流量・薬剤名・用量と投与頻度・投与経路などを確認する. *患者確認は,ID,氏名,生年月日,バーコード認証等から複数の手段により確認する	Ⅲ » A
3	口頭および電話による指示は,緊急時等やむを得ないときのみとし,指示を受ける際のプロセスは各施設の院内手順に定める[1,2]. *緊急時ややむを得ないときがどのようなときなのかについても,院内手順に含める(直ちに蘇生を要する場合に限るなどの表現とする)	Ⅲ » A
4	処方された治療に誤りがないかについては,院内手順に従って確認および記録する[1,2].	Ⅲ » A
5	輸液管理による有害事象は投与開始時の発生が多いため,新たに投与を開始する際には患者の状態および投与経路を慎重に観察する[2,3]. *投与時に発生する有害事象には,アレルギー,薬の副反応,血管外への投与,誤薬,投与速度の設定ミス,投与ラインの誤接続等がある.	Ⅲ » A
6	カテーテル留置中は挿入部位およびカテーテルと皮膚の接触部位について,毎日目視および軽く触れて観察し記録する[4-6]. *観察項目:出血,浸潤,発赤,熱感,腫脹,浮腫,疼痛,圧痛の有無など 観察の際は,熱感,腫脹,浮腫,圧痛の評価は軽く触れて行うことおよび腫脹,浮腫は左右の同じ部位を比較することを推奨する.	Ⅰ » A
7	挿入部位のケアを行う際は,手指衛生(手指の洗浄もしくは擦式消毒)を確実に行う[7,8]. 中心静脈アクセスデバイス(PICC,CVC,CVポート,トンネル型CVC)の挿入部位でカテーテルに直接触れる場合は,滅菌手袋を装着する.	Ⅲ » A

輸液ラインの交換

8	輸液ラインは,輸液の種類,投与方法を考慮し院内手順に基づいて交換を行う.無菌状態が損なわれるかその疑いがある場合,または器材が正しく機能しなくなった場合には直ちに交換する[1,2].	Ⅲ » A

9	血液，血液製剤，脂肪乳剤の投与時を除いて，輸液ラインは原則投与開始後7日以内に交換し，その頻度は各施設で定める[9-11]．ただし，輸液ラインに使用している器材の添付文書に使用期間の記載がある場合はこの限りではない．	I	A
10	PVCを交換する際は，新しい輸液ライン一式を用いる．輸液バックも交換することが望ましい[2]．	III	B
11	輸液セットに追加して使用する接続器材である延長チューブ，フィルター，三方活栓の交換は，輸液セットの交換と同時に行う[2]．	III	A
12	輸液ラインの交換頻度を適切に保つための確認方法について院内手順で規定する[2]．	III	A
13	すべての接続部はルアーロック式を用いることが望ましい[2]．テープなどを用いた接続部の保護は行わない．	III	A
14	輸液ラインに用いる接続器材（延長チューブ等）は汚染源となったり，誤使用や接続外れの恐れがあるため，使用を最小限に抑える．接続器材の部品と一体となっている輸液セットを使用することを推奨する[2]．	III	B
15	血液および血液製剤の投与に用いる輸液ラインは，投与開始から24時間以内に交換することとし，24時間を超えて使用してはならない[13, 14]．	I	A
16	脂肪乳剤の投与に用いる輸液バックおよび輸液ラインは，投与開始から24時間以内に交換する．間欠的に投与する場合は，輸液バックを新しく交換する際に，輸液ラインも交換する[12, 15-17]． ＊脂肪乳剤を含む製剤を投与する際はフタル酸ジエチル（DEHP）を含有しない輸液セットを用いる．ポリカーボネート製三方活栓は劣化する恐れがあるため注意する． ＊一部の脂肪乳剤（プロポフォール等）は12時間を超えては使用してはならない．	I	A
17	血液および血液成分の投与に使用する輸液ラインは，フィルター付きの輸血専用ラインとし，4時間ごとに交換することが望ましい[2]．	III	B
18	CVポートに穿刺する針は，7日以内または輸液ラインと同時に交換することが望ましい[2]．	III	B

ドレッシング材

19	カテーテルの挿入部位のケアおよびドレッシングの交換については，院内手順で方法と頻度を規定する[1]．	III	A
20	挿入部位にドレッシング材を貼付する際には，挿入部位の観察の妨げにならないようにする[1, 3]．	III	A
21	ドレッシング材には，貼付または交換した日付を記載する[2]．	III	A

22	CVポートの刺入部はガーゼで覆わない[2, 18, 19]. 挿入部位のケアを行う頻度は，ドレッシング材の種類に基づいて決定する．透明ドレッシング材は，5〜7日ごとに交換する．ガーゼ型ドレッシング材は，2日ごとに交換する．	II	A
23	CVポートの刺入部を覆わない状態で固定のためにガーゼを用いる場合，ドレッシング材は7日ごとに交換する[2].	III	B
24	ドレッシング材内の排液・血液の貯留，挿入部位の圧痛，その他の感染徴候（発赤，熱感，腫脹，浮腫），またはドレッシング材の破損等が認められた場合は，すみやかに挿入部位を慎重に評価・清浄・消毒し，ドレッシング材を交換する[2, 3, 12].	III	A
25	トンネル型CVCの挿入部位（創）に炎症がなく治癒している場合，ドレッシング材による保護は必要ない[12].	III	A
26	カテーテルの挿入部位の消毒には，クロルヘキシジン添加アルコールを用いる．末梢静脈留置カテーテルでは消毒用エタノールも用いることができる[20-22].	I	B
27	外来患者または在宅療養患者およびその介助者には，感染の徴候がないかカテーテル挿入部位とドレッシング材を毎日確認し，剥がれなどの異常がみられた場合は，医療ケア提供者にすみやかに報告するよう指導する[2, 12].	III	A

フラッシュ

28	カテーテルが血管内に留置されていることを評価するために，血液の逆流を確認し，フラッシュを行ったのち，薬液の投与を開始する[2]. 血液の逆流がみられない場合やフラッシュ時に抵抗がある場合，薬液投与の前に，カテーテルの開存および血管壁への接触の有無を評価する．	III	A
29	薬剤投与後に輸液ラインをロックする際は，フラッシュを行い薬剤同士の配合変化が起こるのを防ぐ[2].	III	A
30	すべての輸液ラインのフラッシュおよびロックは，各施設の院内手順で規定し，製造元が指定した使用法に従う[1, 2].	III	A
31	フラッシュやロックを行う際は，バイアルやアンプルは単回使用とし，プレフィルドシリンジ製剤を用いることが望ましい[2].	III	B
32	フラッシュは生理食塩水を用いて行う．ただし，配合変化を起こす薬剤がある場合には他のフラッシュ溶液を考慮する[2].	III	A
33	カテーテルをフラッシュするために必要な薬液量は各施設の院内手順で規定する[1, 2] その際は，カテーテルの種類，サイズ，患者の年齢，および施行中の薬液の種類によって異なることを考慮し，製造元の指定および推奨に従う．	III	A

34	カテーテルの損傷を防止するために，フラッシュおよびロックに使用する注射器のサイズは，当該カテーテルの製造元が指定した使用法に従う[2]．	I » A
35	新生児は，薬剤の代謝や排泄での生理学的特性が異なるため，カテーテルをフラッシュまたはロックする際に，保存薬のベンジルアルコールを含有した薬剤は使用しない（ヘパリン製剤の一部にベンジルアルコールを含有する製品がある[2]．	III » A
36	プレフィルドシリンジ製剤の生理食塩水を薬剤の希釈に用いることは，医療安全および感染対策の観点から避けることが望ましい．希釈に用いる場合はラベル表示と薬剤内容が異なることに十分注意し，薬剤内容が分かるようにシリンジに明示する[2]．	III » B
37	PVCでは，カテーテルをロックする際は生理食塩水を用いる[23,24]．	III » B
38	ヘパリンフラッシュ溶液の使用によるヘパリン起因性血小板減少症（HIT）が報告されている．ヘパリン使用患者ではHITの徴候および症状について観察を行い，血小板数は2〜3日ごとに評価する[25]． HITが確認または疑われる場合は，ヘパリン製剤とヘパリンが使用されているすべての製品（ヘパリンコーティングカテーテルなど）の使用を中止する．	II » A
39	中心静脈アクセスデバイス（PICC，CVC，CVポート）では，カテーテル内の圧に反応して作動するバルブを有するカテーテルをロックする際には，生理食塩水の使用を推奨する[2]．	II » B
40	カテーテル内腔への血液の逆流を防止するための対策を講じる[1,2]． 対策として，カテーテルをロックする際の陽圧ロック，逆流防止機能を付加したカテーテルの使用，逆流防止機能付きのコネクタ（ニードルコネタ/インジェクションキャップ）の使用が挙げられる． あらかじめ実際に使用する製品の組み合わせと使用方法による血液の逆流防止を確認する．	III » B

カテーテルの抜去

41	すべての静脈留置カテーテルは，医師からの指示を受けたとき，または汚染や合併症が疑われたとき，各施設の院内手順に従って抜去する[1]．	I » A
42	カテーテルの抜去基準として，合併症とその処置，緊急時の処置を各施設の院内手順に規定し，病院管理者は医師，看護師に対する教育の機会を設定する[1,2]．	III » A
43	薬物治療が終了し，不要になった血管内留置カテーテルは速やかに抜去する．また，抜去時にカテーテルの破損がないことを確認する[2,26]．	I » A
44	緊急時等，無菌操作の徹底が確保できないときに留置された血管内留置カテーテルは可能な限り速やか（48時間以内）に刺し替える[2,26]．	I » A

45	PVCの交換頻度は各施設の院内手順に定める[1, 2].	III » A
46	PVCを抜去したとき，止血が確認されるまで用手圧迫すること[2, 3].	III » A
47	患者がPVCに対して不快感や疼痛を訴えた場合は，抜去を検討する[2]．その際には，その原因と程度，再留置の困難さなどを評価し，リスクとメリットを考慮する．	III » A
48	発熱のみでカテーテル抜去を行わない．CRBSIが疑われる，または確認された場合，以下を考慮した上で抜去の決定を行う[12]． **考慮する項目** 培養結果と特定の種類の微生物の有無，患者の全身状態，使用可能な血管アクセス部位，抗菌薬の有効性	III » A
49	CRBSIが疑われる場合は，血液培養および抜去したカテーテルの培養検査を行う．血液培養は2セット以上採取する[2].	III » A
50	壊死性の薬剤が血管外漏出した場合には，カテーテルを抜去する前に速やかに医師に報告し，報告を受けた医師はカテーテル抜去前に治療方針を決定する[2, 3].	III » A
51	血管内留置カテーテルの必要性について定期的に評価し，不要な場合は直ちに抜去する[1, 2]． **抜去を検討する項目** 患者の状態，治療完了，感染または炎症所見の有無，カテーテルの迷入，またはカテーテル機能不全など．	II » A
52	中心静脈アクセスデバイス（PICC，CVC，CVポート，トンネル型CVC）の留置中に先端部等に異常が確認され，位置の修正が困難な場合にはカテーテルを抜去する[2].	III » A
53	トンネル型CVC以外の中心静脈アクセスデバイスを抜去する際は，空気塞栓のリスクを軽減するため挿入部位を心臓以下の高さにする．カテーテル抜去後は，止血が確認されるまで用手圧迫し，止血確認後，通気性のないドレッシング材を貼付する[2, 27].	III » A
54	カテーテルを抜去している最中に抵抗を感じた場合には，無理に抜去せず，医師は抜去手技継続の判断を行う．必要に応じ，放射線検査（X線やCT）によりカテーテルの位置および状態を確認する[2].	III » A
55	患者が中心静脈アクセスデバイスに関連した不快感や疼痛を訴えた場合は，医師が使用継続の評価を行い，訴えの軽減について適切な介入を行う[2].	III » A
56	カテーテルを抜去した後も，挿入部位の観察および記録は継続して行い，必要に応じて処置や患者に対して教育を行う．観察を行う期間は各施設の院内手順で定める[1-3].	III » A

VII 文献

輸液治療に必要な能力・教育基準

1) 日本病院薬剤師会：注射剤・抗がん薬無菌調製ガイドライン—健全な医療環境のために抗がん薬の正しい取扱い方, 2008.
2) 日本看護協会：静脈注射の実施に関する指針, 2003.
3) 医療法（昭和23年 法律 第201号, 最終改正 平成26年 法律 第69号）
4) 良質な医療を提供する体制の確立を図るための医療法等の一部を改正する法律の一部の施行について, 医政発第0330010号, 2007年 厚生労働省医政局長通知.
5) Infusion Nurses Society：Infusion Nursing Standards of Practice, 2011.
6) Hilton P, Barrett D：An investigation into students' performance of invasive and non-invasive procedures on each other in classroom settings. Nurse Educ Pract, 9 (1)：45-52, 2009.
7) Landry M, Oberleitner M, Landry H, Borazjani J：Education and practice collaboration：using simulation and virtual reality technology to assess continuing nurse competency in the long-term acute care setting. J Nurs Staff Dev, 22 (4)：163, 2006.
8) Beyea S, von Reyn L, Slattery M：A nurse residency program for competency development using human patient simulation. J Nurs Staff Dev, 23 (2)：77-82, 2007.

輸液治療での感染管理基準

1) Infusion Nurses Society：Infusion Nursing Standards of Practice, 2011.
2) 国公立大学附属病院感染対策協議会編：病院感染対策ガイドライン 改訂第2版, 2015.
3) Marschall J, Mermel LA, Classen D, et al：Strategies to prevent central line-associated bloodstream infections in acute care hospitals. Infect Control Hosp Epidemiol, 29 (suppl)：S22-S30, 2008.
4) Pronovost P, Needham D, Berenholtz S, et al：An intervention to decrease catheter-related bloodstream infections in the ICU. New Engl J Med, 355 (26)：2725-2732, 2006.
5) McGoldrick M：Infusion Nursing：An Evidence-Based Approach 3rd ed, Alexander M, Corrigan A, Gorski L, Hankins J, Perucca R, eds, StLouis, MO：Saunders/Elsevier, 2010.
6) Variability of Surveillance Practices for Central Line-Associated Bloodstream Infections and Its Implications for Health Care Reform. The Joint Commission, 2011. Available at：〈http://www.jointcommission.org/assets/1/18/Variability_of_Surveillance.pdf〉.
7) 日本看護協会：静脈注射の実施に関する指針, 2003.
8) Warren DK, Zack JE, Cox MJ, Cohen MM, Fraser VJ：An educational intervention to prevent catheter-associated bloodstream infections in a nonteaching, community medical center. Critical Care Medicine (CRIT CARE MED), 31 (7)：1959-1963, 2003.
9) Warren DK, Zack JE, Mayfield JL, Chen A, Prentice D, Fraser VJ, Kollef MH：The effect of an education program on the incidence of central venous catheter-associated bloodstream infection in a medical ICU. Chest, 126 (5)：1612-1618, 2004.
10) Abi-Said D, Raad I, Umphrey J, et al：Infusion therapy team and dressing changes of central venous catheters. Infect Control Hosp Epidemiol, 20：101-105, 1999.
11) Capdevila JA, Segarra A, Pahissa A：Catheter-related bacteremia in patients undergoing hemodialysis. Ann Intern Med, 128：600, 1998.
12) Raad II, Hohn DC, Gilbreath BJ, et al：Prevention of central venous catheter-related infections by using maximal sterile barrier precautions during insertion. Infect Control Hosp Epidemiol, 15：231-238, 1994.
13) Guideline for Hand Hygiene in Health-Care Settings, CDC Recommendations and Reports, 51 (RR-16), October 25, 2002.
14) Bischoff WE, Reynolds TM, Sessler CN, Edmond MB, Wenzel RP：Handwashing compliance by health care workers：the impact of introducing an accessible, alcohol-based hand antiseptic. Arch Intern Med, 160：1017-1021, 2000.

15) Maki DG, Ringer M, Alvarado CJ：Prospective randomised trial of povidone-iodine, alcohol, and chlorhexidine for prevention of infection associated with central venous and arterial catheters. Lancet, 338：339-343, 1991.
16) Mimoz O, Pieroni L, Lawrence C, et al：Prospective, randomized trial of two antiseptic solutions for prevention of central venous or arterial catheter colonization and infection in intensive care unit patients. Crit Care Med, 24：1818-1823, 1996.
17) 西原 豊, 梶浦 工, 横田 勝弘, 小林 寛伊, 菅原 えりさ, 大久保 憲：カテーテル関連血流感染予防に向けた皮膚消毒薬としての1w/v%クロルヘキシジン（CHG）エタノールの有効性と安全性. 日本環境感染学会誌, 28（3）：131-137, 2013.
18) Maki DG, Stolz SS, Wheeler S, Mermel LA：A prospective, randomized trial of gauze and two polyurethane dressings for site care of pulmonary artery catheters：implications for catheter management. Crit Care Med, 22：1729-1737, 1994.
19) Bijma R, Girbes AR, Kleijer DJ, Zwaveling JH：Preventing central venous catheter-related infection in a surgical intensive-care unit. Infect Control Hosp Epidemiol, 20：618-620, 1999.
20) Madeo M, Martin CR, Turner C, Kirkby V, Thompson DR：A randomized trial comparing Arglaes (a transparent dressing containing silver ions) to Tegaderm (a transparent polyurethane dressing) for dressing peripheral arterial catheters and central vascular catheters. Intensive Crit Care Nurs, 14：187-191, 1998.
21) Rasero L, Degl' Innocenti M, Mocali M, et al：Comparison of two different time interval protocols for central venous catheter dressing in bone marrow transplant patients：results of a randomized, multicenter study. The Italian Nurse Bone Marrow Transplant Group (GITMO). Haematologica, 85：275-279, 2000.
22) CDC：Guidelines for the prevention of intravascular catheter-related infections, 2011.
23) Carrer S, Bocchi A, Bortolotti M, et al：Effect of different sterile barrier precautions and central venous catheter dressing on the skin colonization around the insertion site. Minerva Anestesiol, 71：197-206, 2005.
24) Sherertz RJ, Ely EW, Westbrook DM, et al：Education of physiciansin-training can decrease the risk for vascular catheter infection. Ann Intern Med, 132：641-648, 2000.
25) Infusion Nurses Society：Infusion Nursing Standards of Practice, 2011.
26) Van de Wetering MD, van Woensel JBM：Prophylactic antibiotics for preventing early central venous catheter Gram positive infections in oncology patients. Cochrane Database of Systematic Reviews, Issue 1：CD003295, 2007.
27) Timsit JF, Schwebel C, Bouadma L, et al：Chlorhexidine-impregnated sponges and less frequent dressing changes for prevention of catheter-related infections in critically ill adults：a randomized controlled trial. JAMA, 301：1231-1241, 2009.
28) Robbins J, Cromwell P, Korones DN：Swimming and central venous catheter-related infections in the child with cancer. J Pediatr Oncol Nurs, 16：51-56, 1999.
29) Howell PB, Walters PE, Donowitz GR, Farr BM：Risk factors for infection of adult patients with cancer who have tunnelled central venous catheters. Cancer, 75：1367-1375, 1995.
30) Ivy DD, Calderbank M, Wagner BD, et al：Closed-hub systems with protected connections and the reduction of risk of catheter-related bloodstream infection in pediatric patients receiving intravenous prostanoid therapy for pulmonary hypertension. Infect Control Hosp Epidemiol, 30：823-829, 2009.
31) Timsit JF, Schwebel C, Bouadma L, et al：Chlorhexidine-impregnated sponges and less frequent dressing changes for prevention of catheter-related infections in critically ill adults：a randomized controlled trial. JAMA, 301：1231-1241, 2009.
32) Ho KM, Litton E：Use of chlorhexidine-impregnated dressing to prevent vascular and epidural catheter colonization and infection：a meta-analysis. J Antimicrob Chemother, 58：281-287, 2006.
33) Timsit JF, Mimoz O, Mourvillier B, Souweine B, Garrouste-Orgeas M, Alfandari S, Plantefeve G, Bronchard R, Troche G, Gauzit R, Antona M, Canet E, Bohe J, Lepape A, Vesin A, Arrault X, Schwebel C, Adrie C, Zahar JR, Ruckly S, Tournegros C, Lucet JC：Randomized controlled trial of chlorhexidine dressing and highly adhesive dressing for preventing catheter-related infections in critically ill adults. Am J Respir Crit Care Med, 186 (12)：1272-1278, 2012.
34) Lai KK：Safety of prolonging peripheral cannula and i.v. tubing use from 72 hours to 96 hours. Am J Infect Control, 26：66-70, 1998.
35) Samsoondar W, Freeman JB：Colonization of intravascular monitoring devices. Crit Care Med, 13 (9)：753-755,

1985.
36) Band JD, Maki DG：Steel needles used for intravenous therapy. Morbidity in patients with hematologic malignancy. Arch Intern Med, 140：31-34, 1980.
37) Cobb DK, High KP, Sawyer RG, Sable CA, Adams RB, Lindley DA, Pruett TL, Schwenzer KJ, Farr BM：A controlled trial of scheduled replacement of central venous and pulmonary-artery catheters. N Engl J Med, 327 (15)：1062-1068, 1992.
38) Eyer S, Brummitt C, Crossley K, Siegel R, Cerra F：Catheter-related sepsis：prospective, randomized study of three methods of long-term catheter maintenance. Crit Care Med, 18 (10)：1073-1079, 1990.
39) 国公立大学附属病院感染対策協議会編：病院感染対策ガイドライン 改訂第2版, 2015.
40) ASHP technical assistance bulletin on quality assurance for pharmacy-prepared sterile products. Am J Hosp Pharm, 50 (11)：2386-2398, 1993.
41) 坂本真紀, 中西正典, 菅 紀子, 他：注射薬セット用ワゴンの汚染調査. 日本病院薬剤師会雑誌, 32 (7/8)：799-802, 1996.

● 輸液治療での安全管理基準

輸液の安全を担保するための項目の検討については, 日本の関連法令(医療法, 医薬品, 医療機器等の品質, 有効性及び安全性の確保等に関する法律など)を考慮し, 以下の文献を参考に行った.
・Infusion Nurses Society：Infusion Nursing Standards of Practice, 2011.
・日本医療機能評価機構：医療事故情報収集等事業 第42回 報告書, 2015.

● 静脈留置カテーテル選択基準

1) Tully JL, Friedland GH, Baldini LM, Goldmann DA：Complications of intravenous therapy with steel needles and Teflon catheters. A comparative study. Am J Med, 70：702-706, 1981.
2) Ryder MA：Peripheral access options. Surg Oncol Clin N Am, 4：395-427, 1995.
3) Infusion Nurses Society：Infusion Nursing Standards of Practice, 2011
4) McGoldrick M：Infusion Nursing：An Evidence-Based Approach 3rd ed, Alexander M, Corrigan A, Gorski L, Hankins J, Perucca R, eds, StLouis, MO：Saunders/Elsevier, 2010.
5) Tully JL, Friedland GH, Baldini LM, Goldmann DA：Complications of intravenous therapy with steel needles and Teflon catheters. A comparative study. Am J Med, 70：702-706, 1981.
6) Band JD, Maki DG：Steel needles used for intravenous therapy. Morbidity in patients with hematologic malignancy. Arch Intern Med, 140：31-34, 1980.
7) CDC：Guidelines for the prevention of intravascular catheter-related infections, 2011.
8) Schwengel DA, McGready J, Berenholtz SM, Kozlowski LJ, Nichols DG, Yaster M：Peripherally inserted central catheters：a randomized, controlled, prospective trial in pediatric surgical patients. Anesth Analg, 99 (4)：1038-1043, 2004.
9) Madan M, Alexander DJ, McMahon MJ：Influence of catheter type on the occurrence of thrombophlebitis. Lancet, 339 (8785)：101-103, 1992.
10) Tosini W, Ciotti C, Goyer F, Lolom I, L'Hériteau F, Abiteboul D, Pellissier G, Bouvet E：Needlestick injury rates according to different types of safety-engineered devices：results of a French multicenter study. Infect Control Hosp Epidemiol, 31 (4)：402-407, 2010.
11) 森兼啓太, 森澤雄司, 操 華子, 姉崎久敬：末梢挿入型中心静脈カテーテルと従来の中心静脈カテーテルの多面的比較. 日本環境感染学会誌, 24 (5), 325-331, 2009.
12) Chopra V, Anand S, Hickner A, Buist M, Rogers MA, Saint S, Flanders SA：Risk of venous thromboembolism associated with peripherally inserted central catheters：a systematic review and meta-analysis. Lancet, 382 (9889)：311-325, 2013.
13) Joynt GM, Kew J, Gomersall CD, Leung VY, Liu EK：Deep venous thrombosis caused by femoral venous catheters in critically ill adult patients. Chest, 117：178-183, 2000.
14) Parienti JJ, Thirion M, Megarbane B, et al：Femoral vs jugular venous catheterization and risk of nosocomial events in adults requiring acute renal replacement therapy：a randomized controlled trial. JAMA, 299：2413-2422, 2008.

15) Merrer J, De Jonghe B, Golliot F, et al：Complications of femoral and subclavian venous catheterization in critically ill patients：a randomized controlled trial. JAMA, 286：700-707, 2001.
16) Trottier SJ, Veremakis C, O'Brien J, Auer AI：Femoral deep vein thrombosis associated with central venous catheterization：results from a prospective, randomized trial. Crit Care Med, 23：52-59, 1995.
17) Moretti EW, Ofstead CL, Kristy RM, Wetzler HP：Impact of central venous catheter type and methods on catheter-related colonization and bacteraemia. J Hosp Infect, 61：139-145, 2005.
18) Safdar N, Kluger DM, Maki DG：A review of risk factors for catheter-related bloodstream infection caused by percutaneously inserted, noncuffed central venous catheters：implications for preventive strategies. Medicine (Baltimore), 81：466-479. 2002.
19) Goetz AM, Wagener MM, Miller JM, Muder RR：Risk of infection due to central venous catheters：effect of site of placement and catheter type. Infect Control Hosp Epidemiol, 19：842-845, 1998.
20) Dezfulian C, Lavelle J, Nallamothu BK, et al：Rates of infection for single-lumen versus multilumen central venous catheters：a meta-analysis. Crit Care Med, 31：2385-2390, 2003.
21) Zurcher M, Tramer MR, Walder B：Colonization and bloodstream infection with single- versus multi-lumen central venous catheters：a quantitative systematic review. Anesth Analg, 99：177-182, 2004.
22) Howard L, Claunch C, McDowell R, et al：Five years of experience in patients receiving home nutrition support with the implanted reservoir：a comparison with the external catheter. JPEN, 13：478-483, 1989.

● 静脈留置カテーテル挿入部位の選択基準

1) McGoldrick M：Infusion Nursing：An Evidence-Based Approach 3rd ed, Alexander M, Corrigan A, Gorski L, Hankins J, Perucca R, eds, StLouis, MO：Saunders/Elsevier, 2010.
2) Infusion Nurses Society：Infusion Nursing Standards of Practice, 2011.
3) CDC：Guidelines for the prevention of intravascular catheter-related infections, 2011.
4) Chopra V, Anand S, Hickner A, Buist M, Rogers MA, Saint S, Flanders SA：Risk of venous thromboembolism associated with peripherally inserted central catheters：a systematic review and meta-analysis. Lancet, 382 (9889)：311-325, 2013.
5) Joynt GM, Kew J, Gomersall CD, Leung VY, Liu EK：Deep venous thrombosis caused by femoral venous catheters in critically ill adult patients. Chest, 117：178-183, 2000.
6) Parienti JJ, Thirion M, Megarbane B, et al：Femoral vs jugular venous catheterization and risk of nosocomial events in adults requiring acute renal replacement therapy：a randomized controlled trial. JAMA, 299：2413-2422, 2008.
7) Merrer J, De Jonghe B, Golliot F, et al：Complications of femoral and subclavian venous catheterization in critically ill patients：a randomized controlled trial. JAMA, 286：700-707, 2001.
8) Trottier SJ, Veremakis C, O'Brien J, Auer AI：Femoral deep vein thrombosis associated with central venous catheterization：results from a prospective, randomized trial. Crit Care Med, 23：52-59, 1995.
9) Moretti EW, Ofstead CL, Kristy RM, Wetzler HP：Impact of central venous catheter type and methods on catheter-related colonization and bacteraemia. J Hosp Infect, 61：139-145, 2005.
10) Safdar N, Kluger DM, Maki DG：A review of risk factors for catheter-related bloodstream infection caused by percutaneously inserted, noncuffed central venous catheters：implications for preventive strategies. Medicine (Baltimore), 81：466-479, 2002.
11) Goetz AM, Wagener MM, Miller JM, Muder RR：Risk of infection due to central venous catheters：effect of site of placement and catheter type. Infect Control Hosp Epidemiol, 19：842-845, 1998.
12) Trottier SJ, Veremakis C, O'Brien J, Auer AI：Femoral deep vein thrombosis associated with central venous catheterization：results from a prospective, randomized trial. Crit Care Med, 23：52-59, 1995.
13) Schillinger F, Schillinger D, Montagnac R, Milcent T：Post catheterisation vein stenosis in haemodialysis：comparative angiographic study of 50 subclavian and 50 internal jugular accesses. Nephrol Dial Transplant, 6：722-724, 1991.
14) Cimochowski GE, Worley E, Rutherford WE, Sartain J, Blondin J, Harter H：Superiority of the internal jugular over the subclavian access for temporary dialysis. Nephron, 54：154-161, 1990.
15) Barrett N, Spencer S, McIvor J, Brown EA：Subclavian stenosis：a major complication of subclavian dialysis catheters. Nephrol Dial Transplant, 3：423-425. 1988.

16) Trerotola SO, Kuhn-Fulton J, Johnson MS, Shah H, Ambrosius WT, Kneebone PH：Tunneled infusion catheters：increased incidence of symptomatic venous thrombosis after subclavian versus internal jugular venous access. Radiology, 217：89-93, 2000.
17) Lorente L, Henry C, Martin MM, Jimenez A, Mora ML：Central venous catheter-related infection in a prospective and observational study of 2,595 catheters. Crit Care, 9：R631-635, 2005.

◯ 静脈留置カテーテル挿入方法の基準

1) Infusion Nurses Society：Infusion Nursing Standards of Practice, 2011.
2) 国公立大学附属病院感染対策協議会編：病院感染対策ガイドライン 改訂第2版, 2015.
3) Transmission of Hepatitis B and C Viruses in Outpatient Settings - New York, Oklahoma, and Nebraska, 2000-2002. MMRW, 52 (38)：901-906, 2003.
4) Balthazar ER, Colt JD, Nichols RL：Preoperative hair removal：a random prospective study of shaving versus clipping. South Med J, 75 (7)：799-801, 1982.
5) Parienti JJ：A paradigm shift to prevent nosocomial infection："Take a bath before I touch you". Crit Care Med, 37 (6)：2097-2098, 2009.
6) 日本看護協会：静脈注射の実施に関する指針, 2003.
7) McGoldrick M：Infusion Nursing：An Evidence-Based Approach 3rd ed, Alexander M, Corrigan A, Gorski L, Hankins J, Perucca R, eds, StLouis, MO：Saunders/Elsevier, 2010.
8) Marschall J, Mermel LA, Classen D, et al：Strategies to prevent central line-associated bloodstream infections in acute care hospitals. Infect Control Hosp Epidemiol, 29 (suppl 1)：S22-S30, 2008.
9) Pronovost P, Needham D, Berenholtz S, et al：An intervention to decrease catheter-related bloodstream infections in the ICU. N Engl J Med, 355 (26)：2725-2732, 2006.
10) Raad II, Hohn DC, Gilbreath BJ, Suleiman N, Hill LA, Bruso PA, Marts K, Mansfield PF, Bodey GP：Prevention of central venous catheter-related infections by using maximal sterile barrier precautions during insertion. Infect Control Hosp Epidemiol, 15 (4 Pt 1)：231-238, 1994.
11) Martin C, Bruder N, Papazian L, Saux P, Gouin F：Catheter-related infections following axillary vein catheterization. Acta Anaesthesiol Scand, 42 (1)：52-56, 1998.
12) Froehlich CD, Rigby MR, Rosenberg ES, et al：Ultrasound-guided central venous catheter placement decreases complications and decreases placement attempts compared with the landmark technique in patients in a pediatric intensive care unit. Crit Care Med, 37：1090–1096, 2009.
13) Hind D, Calvert N, McWilliams R, et al：Ultrasonic locating devices for central venous cannulation：meta-analysis. BMJ, 327：361, 2003.
14) Lamperti M, Caldiroli D, Cortellazzi P, et al：Safety and efficacy of ultrasound assistance during internal jugular vein cannulation in neurosurgical infants. Int Care Med, 34：2100-2105, 2008.
15) Higgs ZC, Macafee DA, Braithwaite BD, Maxwell-Armstrong, CA：The Seldinger Technique：50 years on. Lancet, 366：1407-1409, 2005.
16) 日本医師会：医療従事者のための医療安全対策マニュアル, 2007.
17) 日本麻酔科学会：安全な中心静脈カテーテル挿入・管理のための手引き, 2009.
18) Morain WD, Colen LB：Wound healing in diabetes mellitus. Clin Plast Surg, 17 (3)：493-501, 1990.
19) 日本麻酔科学会：麻酔薬および麻酔関連薬使用ガイドライン(医薬品ガイドライン)改訂第3版, 2012.

◯ 静脈留置カテーテルの管理・抜去基準

1) 日本看護協会：静脈注射の実施に関する指針, 2003.
2) Infusion Nurses Society：Infusion Nursing Standards of Practice, 2011.
3) 佐藤エキ子, 寺井美峰子, 高屋尚子：ナースがおこなう静脈注射―安全に実施するための知識と技術, 南江堂, 2005.
4) Lorenzen AN, Itkin DJ：Surveillance of infection in home care. Am J Infect Control, 20：326-329, 1992.
5) White MC：Infections and infection risks in home care settings. Infect Control Hosp Epidemiol, 13：535-539, 1992.
6) White MC, Ragland KE：Surveillance of intravenous catheter-related infections among home care clients. Am J

Infect Control, 22：231-235, 1994.
7) Guideline for Hand Hygiene in Health-Care Settings, CDC Recommendations and Reports, 51 (RR-16), October 25, 2002.
8) Bischoff WE, Reynolds TM, Sessler CN, Edmond MB, Wenzel RP：Handwashing compliance by health care workers：the impact of introducing an accessible, alcohol-based hand antiseptic. Arch Intern Med, 160：1017-1021, 2000.
9) Sitges-Serra A, Linares J, Perez JL, Jaurrieta E, Lorente L：A randomized trial on the effect of tubing changes on hub contamination and catheter sepsis during parenteral nutrition. JPEN J Parenter Enteral Nutr, 9：322-325, 1985.
10) Snydman DR, Donnelly-Reidy M, Perry LK, Martin WJ：Intravenous tubing containing burettes can be safely changed at 72 hour intervals. Infect Control, 8：113-116, 1987.
11) Maki DG, Botticelli JT, LeRoy ML, Thielke TS：Prospective study of replacing administration sets for intravenous therapy at 48-vs 72 hour intervals. 72 hours is safe and cost-effective. JAMA, 258：1777-1781, 1987.
12) CDC：Guidelines for the prevention of intravascular catheter-related infections, 2011.
13) Macias AE：Optimal frequency of changing intravenous administration sets：is it safe to prolong use beyond 72 hours？. Infect Control Hosp Epidemiol, 22 (8)：475-476, 2001.
14) Hanna HA, Raad I：Blood products：a significant risk factor for long-term catheter-related bloodstream infections in cancer patients. Infect Control Hosp Epidemiol, 22 (3)：165-166, 2001.
15) Matlow AG, Kitai I, Kirpalani H, Chapman NH, Corey M, Perlman M, Pencharz P, Jewell S, Phillips-Gordon C, Summerbell R, Ford-Jones EL：A randomized trial of 72- versus 24-hour intravenous tubing set changes in newborns receiving lipid therapy. Infect Control Hosp Epidemiol, 20 (7)：487-493, 1999.
16) 「プロポフォール注射剤」医薬品インタビューフォーム, フレゼニウス カービ ジャパン株式会社, 2014.
17) 日本麻酔科学会：麻酔薬および麻酔関連薬使用ガイドライン（医薬品ガイドライン）改訂第3版, 2012.
18) Powell C, Regan C, Fabri PJ, Ruberg RL：Evaluation of Opsite catheter dressings for parenteral nutrition：a prospective, randomized study. JPEN J Parenter Enteral Nutr, 6 (1)：43-46, 1982.
19) Young GP, Alexeyeff M, Russell DM, Thomas RJ：Catheter sepsis during parenteral nutrition：the safety of long-term OpSite dressings. JPEN J Parenter Enteral Nutr, 12 (4)：365-370, 1988.
20) Maki DG, Ringer M, Alvarado CJ：Prospective randomised trial of povidone-iodine, alcohol, and chlorhexidine for prevention of infection associated with central venous and arterial catheters. Lancet, 338：339-343, 1991.
21) Mimoz O, Pieroni L, Lawrence C, et al：Prospective, randomized trial of two antiseptic solutions for prevention of central venous or arterial catheter colonization and infection in intensive care unit patients. Crit Care Med, 24：1818-1823, 1996.
22) 西原 豊, 梶浦 工, 横田勝弘, 小林寛伊, 菅原えりさ, 大久保 憲：カテーテル関連血流感染予防に向けた皮膚消毒薬としての1w/v%クロルヘキシジン（CHG）エタノールの有効性と安全性. 日本環境感染学会誌, 28 (3)：131-137, 2013.
23) Goode C, Titler M, Rakel B, et al：A meta-analysis of effects of heparin flush and saline flush：quality and cost implications. Nurs Res, 40 (6)：324-330, 1991.
24) Frey A, Pettit J：Infusion therapy in children. Infusion Nursing：An Evidence-Based Approach 3rd ed, Alexander M, Corrigan A, Gorski L, Hankins J, Perucca R, eds, StLouis, MO：Saunders/Elsevier, 550-570, 2010.
25) Warkentin TE, Greinacher A, Koster A, Lincoff AM：Treatment and prevention of heparin-induced thrombocytopenia：American College of Chest Physicians. Evidence-based clinical practice guidelines 8th ed, Chest, 133 (suppl 6)：340S-380S, 2008.
26) 国公立大学附属病院感染対策協議会編：病院感染対策ガイドライン 改訂第2版, 2015.
27) Michelle F：Reducing Risk of Air Embolism Associated with Central Venous Access Devices. Pa Patient Saf Advis, 9 (2)：58-64, 2012.

資料

1 ガイドラインの作成の過程

概 要

　本ガイドラインは，日本VADコンソーシアムの輸液ガイドライン作成ワーキンググループ（Japanese Vascular Access Device Working Group：JVADWG）が作成した．ガイドラインの目的，対象を明確にしたうえで，「Minds診療ガイドラインの作成の手順2014」（福井次矢，山口直人）に準じて作成を行った．
　輸液カテーテル管理に関して，関連する著書，論文，その他のガイドラインを検索し，構造化抄録を作成後，推奨項目の原案を作成した．推奨項目の原案の合意形成と修正のためJVADWGと作成協力者に対してデルファイ法に従った質問紙法を実施し，合意が得られるまで修正した．合意率が基準を超えるものについて，JVADWGによって最終的な推奨項目が作成された．

文献検索

　JVADWGによって関連するキーワードが検討され，PubMed，Cochrane Libraryを用いた文献検索を行った．対象となる文献は，原著論文，システマティックレビュー，メタアナリシス，ガイドライン，書籍とした．

原案の作成

　検索された文献に基づき，JVADWGによって原案が作成された．なお，輸液関連として参考とした既存ガイドラインは，Infusion Nursing Standards of Practice（Infusion Nurses Society，2011），Guidelines for the prevention of intravascular catheter-related infections（CDC，2011），病院感染対策ガイドライン（国公立大学附属病院感染対策協議会，2015），静脈経腸栄養ガイドライン（日本静脈経腸栄養学会，2013），静脈注射の実施に関する指針（日本看護協会，2003），麻酔薬および麻酔関連薬使用ガイドライン（日本麻酔科学会，2012）である．

合意形成：デルファイ法

　推奨項目の原案について，JVADWGと作成協力者に対してデルファイ法に従った質問紙法を実施し，一致率の高いもの（基準値80%）をガイドライン項目として採択した．以下，その手順である．
1. 各項目の採択認否とその理由について質問紙法を行う．
2. 同率の低い項目についてJVADWGが修正を行う．
3. 修正した項目案について，再度，質問紙法を行う．
4. 手順2，3を繰り返し，合意率が基準を超えた項目を最終的な推奨項目として採用する．

2 輸液カテーテル類の挿入方法

○ 直接穿刺法

　太い金属針もしくは太い静脈留置針（14 G，16 G，18 G）の外套針の内腔を通して経皮的に静脈内へカテーテルを挿入する方法．スルーザカニューラ法（Through the cannula）とも呼ばれている．
　特徴 太い穿刺針を使用するために，穿刺時の血管に対する侵襲が大きい．留置できるカテーテルの太さが制限される．

○ セルジンガー法（Seldinger technique）

　まず細径の穿刺針もしくは静脈留置針（20 G，21 G，22 G）を経皮的に血管に穿刺する．穿刺針，もしくは静脈留置針の外套針の内腔からガイドワイヤーを挿入した後，穿刺針を抜去する．刺入部の皮膚，皮下に小切開を加えた後，ダイレーターもしくはシースイントロデューサーをガイドワイヤーを介して血管内に挿入する．その後これらを抜去し，ガイドワイヤーもしくはイントロデューサーをガイドにしてカテーテルを挿入する方法．マイクロパンクチャー法，ツーステップ法，改良セルジンガー法（Modified Seldinger Technique：MST）などの呼称がある．
　特徴 穿刺針が細く，血管への侵襲が少ない．

○ 静脈切開法

　皮膚を切開し静脈を露出させ，直接静脈へカテーテルを挿入する方法．
　特徴 外科的手技を用いることで，目視により血管に直接カテーテルを挿入することができる．

　血管への侵襲の少ないセルジンガー法が推奨される．
　上記に紹介した穿刺方法を基本とするが，個々の製品特性に応じた様々な穿刺方法があり，製品の添付書に示された方法を熟知し穿刺することが重要である．

3 中心静脈カテーテル挿入部の皮膚消毒

　このガイドラインでは，中心静脈カテーテル挿入部の皮膚消毒について，わが国で最も広く使用されているポビドンヨードではなく，あえてクロルヘキシジンアルコールを推奨している．よく知られているように，海外のみならず国内から報告された科学的根拠も含めて，クロルヘキシジンアルコールがポビドンヨードと比較して，カテーテル関連血流感染症を有意に減少させるなどの臨床的予防効果が報告されている[1-5]．添加されるクロルヘキシジン濃度についても従来の2％製剤だけでなく1％製剤もその優位性が示唆されている[5, 6]．

　消毒薬が適切に作用して十分な消毒効果を得るためには，その作用機序に基づいて適切に使用する必要がある．ポビドンヨードはヨウ素の酸化還元反応から殺菌効果を発揮するものであり，最大の殺菌力を得るために作用時間として2分間程度を確保しなければない．ポビドンヨードを皮膚に塗布してから中心静脈カテーテルを挿入するまでの目安として"乾くのを待て"という慣用句が頻用されるが，これは"乾く"ことで殺菌力を発揮するのではなく，"待つ"ことが必要なのであって，しばしば臨床の現場で目撃される"消毒野を手で扇ぐ"ような行為に意味はない．患者環境でホコリをたてないように留意するのは標準予防策の範疇に属するポイントであり，感染防止対策に関する情報共有の課題である．さらに現場ではポビドンヨードによる作業野の着色を取り除く目的から，消毒薬としてアルコール濃度が不十分であるハイポアルコールで脱色する習慣が一部に残存していることもあり，このままではポビドンヨードによる不適切な皮膚消毒が改善されないままに広く行われることが危惧される．

　生後2ヵ月までの乳児にはクロルヘキシジンの使用は慎重であるべきであるとされており[7]，また日本人ではクロルヘキシジンによるアナフィラキシーが欧米人と比較して頻度が高い可能性も示唆されており[8]，10％ポビドンヨードによる皮膚消毒も選択肢として考えるべきであると考える．しかし，広くエビデンスを渉猟した結果，このガイドラインでは海外でのガイドライン[9]でも推奨されているように，中心静脈カテーテル挿入部の皮膚消毒に0.5％を超えるクロルヘキシジンを添加したクロルヘキシジンアルコールを第一選択とすることを提唱したいと考えた．様々な御意見のあるところであろうが，広く議論されることを期待したい．

文献

1) Maki DG, Ringer M, Alvarado CJ：Prospective randomised trial of povidone-iodine, alcohol, and chlorhexidine for prevention of infection associated with central venous and arterial catheters. Lancet, 338 (8763)：339-443, 1991.
2) Mimoz O, Pieroni L, Lawrence C, et al：Prospective, randomized trial of two antiseptic solutions for prevention of central venous or arterial catheter colonization and infection in intensive care unit patients. Crit Care Med, 24 (11)：1818-1823, 1996.
3) Chaiyakunapruk N, Veenstra DL, Lipsky BA, et al：Chlorhexidine compared with povidone-iodine solution for vascular catheter-site care：a meta-analysis. Ann Intern Med, 136 (11)：792-801, 2002.
4) Chaiyakunapruk N, Veenstra DL, Lipsky BA, et al.：Vascular catheter site care：the clinical and economic benefits of chlorhexidine gluconate compared with povidone iodine. Clin Infect Dis, 37 (6)：764-771, 2003.
5) 谷村久美, 大久保 憲：血管内留置カテーテル挿入部位の皮膚消毒に関する検討. 日本環境感染学会誌, 25 (5)：281-285, 2010.
6) 西原 豊, 梶浦 工, 横田勝弘, 他：カテーテル関連血流感染予防に向けた皮膚消毒薬としての1 w/v％クロルヘキ

シジン(CHG)エタノールの有効性と安全性. 日本環境感染学会誌, 28(3):131-137, 2013.
7) Tamma PD, Aucott SW, Milstone AM:Chlorhexidine use in the neonatal intensive care unit:results from a national survey. Infect Control Hosp Epidemiol, 31:846-849, 2010.
8) 寺澤悦司, 長瀬 清, 増江達彦, 他:抗菌コート中心静脈カテーテルにより繰り返しアナフィラキシーショックを呈した症例. 麻酔, 47:556-561, 1998.
9) O'Grady NP, Alexander M, Burns LA, et al:Summary of recommendations:guidelines for the prevention of intravascular catheter-related infections. Clin Infect Dis, 52(9):1087-1099, 2011.

4 カテーテル留置に伴う合併症,有害事象

○ 静脈炎

概要

血管壁およびカテーテル刺入部が炎症をきたしている状態.

カテーテルによる物理的刺激,薬剤による化学的刺激,微生物による生物学的刺激により生じる.薬剤の刺激として,輸液のpH,浸透圧比,血管への薬理作用による刺激がある.カテーテルが留置された血管の評価,薬剤など治療内容の評価を行い静脈炎のリスクに応じた輸液治療を選択するとともに,静脈炎を早期に発見し適切な処置やカテーテル抜去を行う[1,2].

アセスメント項目

静脈炎のアセスメント項目は発赤,びらん,腫脹,痛み,硬結などである.

以下,標準的な静脈炎の評価基準を示す[3].

- **グレード1** アクセス部位に,紅斑(疼痛の有無は問わない)あり
- **グレード2** アクセス部位に,紅斑および/または浮腫を伴う疼痛あり
- **グレード3** アクセス部位に,紅斑を伴う疼痛あり,索条形成あり,触知可能な静脈の束状物
- **グレード4** アクセス部位に,紅斑を伴う疼痛あり,索条形成あり,長さ2.5cmを上回る触知可能な静脈の束状物,排膿あり

処置内容

グレード2以上は原則カテーテルを抜去するが,グレード1はカテーテルを温存できる場合がある.症状が消失するまで観察を続け温罨法など適切な処置を行う.出血の見られた場合,温罨法は用いるべきでない.重症な場合は抗菌薬投与などが必要になる場合がある[4,5].

○ 薬剤の血管外漏出

概要

輸液治療に際する,意図しない薬剤の血管外漏出は,様々な症状を呈し,ときに重篤である.薬理作用による皮膚障害,炎症などのほかに,組織圧迫によりコンパートメント症候群や神経損傷に至る場合がある.予防に努めるとともに,早期発見および適切な処置が必要である[2].注入圧や流路抵抗変化に頼る現在の輸液ポンプのアラーム機能で血管外漏出は検知できない.

アセスメント項目

刺入部の灼熱感,紅斑,浮腫,違和感,点滴速度の減少,輸液ルート内の血液逆流の有無を観察し,長期観察項目(発生が疑われてから7〜14日経過まで)として,水疱形成,皮膚脱落/組織,壊死,損傷部位の機能/感覚消失,体肢の外観の悪化を観察する[1,6].

なお,輸液ポンプ使用時の漏出事故が報告されている[7].輸液の血管外漏出では輸液ポンプのアラームが鳴らない場合があり,アラームに頼った漏出の観察は避ける.患者の症状と訴え,定期的な局所の評価,左右同一部位の比較観察が欠かせない.

処置内容

血管外漏出が疑われた場合は直ちに薬剤投与を中止し,薬剤のリスクに応じた対応を行う.

標準的な手技を次に示す．

- 壊死性の薬剤が漏出した場合

薬剤投与を中止し，薬液内容および漏出量のアセスメントを行い，直ちに医師の診察を受け，治療方針を決定する．なお，温／冷罨法の有用性は明確になっていない[6]（参照：静脈留置カテーテルの管理・抜去基準 推奨項目50 ➡ p.20参照）．

- 炎症性の薬剤が漏出した場合

薬剤投与を中止し，薬液内容および漏出量のアセスメントを行う．薬液が大量に漏出した場合は壊死性の薬剤と同様に直ちに医師の診察を受ける．漏出量が少量で熱感を伴う場合は，冷罨法で皮膚組織の障害は改善する場合がある[2]．上肢を挙上することも有用である．症状が継続，悪化する場合は適切な処置が必要である．

○ カテーテル関連血栓症

概要

血管内留置カテーテルが関連した静脈血栓症．カテーテル内，静脈流域，カテーテル周囲，およびその周辺に形成される壁在血栓症および静脈閉塞性血栓症が含まれる．

アセスメント項目

中心静脈カテーテルに起因する血栓については，無症候血栓が多いとの報告がある．エコーを用いた血管評価が試みられているものの有用性は不明である．静脈血栓と関連した症状は以下である[1]．

① 体肢，肩，頚部または胸部の疼痛
② 体肢，肩，頚部または胸部の浮腫
③ 体肢，肩，頚部または胸壁の末梢静脈の怒張
④ 頚部または体肢の動作困難

処置内容

早期に発見し評価を行い，適切にカテーテル抜去および抗血栓処置を行う．

○ カテーテル由来血流感染症

概要

カテーテル由来血流感染症（CRBSI）とは血管内に留置されたカテーテルに由来する血流感染である．CRBSIと診断された場合は感染症専門家にすみやかにコンサルトのうえ，適切な処置を行う．

アセスメント項目

臨床所見として発熱，悪寒，血圧低下などがあり，血液培養（カテーテルや末梢静脈血）が陽性と判定され，カテーテル以外に明らかな血流感染源がない場合，CRBSIと診断される[2]．なお，中心ライン関連血流感染（CLABSI）とはサーベイランス目的の定義であり，CRBSIとは異なる[8]．

処置内容

挿入時および留置中の予防手技を徹底するとともに，発生が疑われる場合はすみやかに専門家へコンサルトし，診断と治療を行う．

発熱のみでカテーテル抜去を行わない．CRBSIが疑われる場合や確認された場合には，培養結果と特定の種類の微生物の有無，患者の全身状態，使用可能な血管アクセス部位，抗菌薬の有効性を

考慮したうえで抜去の決定を行う.

CRBSIが疑われる場合は，血液培養および抜去したカテーテルの培養検査を行う．血液培養は2セット以上採取する.

（参照：静脈留置カテーテルの管理・抜去基準　推奨項目48, 49 ➡ p.20参照）

● 空気塞栓

概 要

血流内に空気が入り込み，血流が滞ることにより生じる障害．血圧・静脈圧が一時的にでも大気圧よりも低い状態で，血流が外部に開放されることや，何らかの原因*で輸液ルート内に混入した空気が血管内に流入することにより生じる．自発呼吸下で上半身を挙上した状態で中心静脈カテーテルを挿入／抜去した場合などに起きる．大量の空気が静脈に入り，肺動脈に達して閉塞することで肺塞栓症が生じると重大な循環障害を生じさせる[9]．

＊輸液ポンプによる空気の引きこみや注射器への空気混入などの医原性の原因もあるが，室温あるいは冷蔵保管された薬液が体温に温められることでも空気は血管内に析出，貯留する．

アセスメント項目

しばしば無症候の場合があるが，主な観察項目としては以下である．

呼吸困難，持続性咳嗽，息切れ，胸痛，低血圧，頸静脈怒張，頻脈性不整脈，喘鳴，頻呼吸，精神状態の異常，発語異常，顔貌の変化，しびれ感，および麻痺[1]．

処置内容

直ちに空気の流入経路を遮断する．可能なら低頭左側臥位で空気を右房内に留め十分な酸素投与を行う．心エコー（食道）やCTなどにより診断し治療を行う[9]．

● アナフィラキシー

概 要

Ⅰ型アレルギー反応のひとつで，少量の原因物質でもきわめて短時間にショック状態（アナフィラキシーショック）を呈する[2]．

アセスメント

全身に様々な症状（皮膚症状，粘膜浮腫，呼吸器症状，循環器症状，消化器症状，神経症状）を呈する．症状の発現は原因物質に曝露された直後から数時間まで幅広く，一度収束した症状が再発する2相性の反応を示す場合もある．

処置内容

迅速な治療が必要な病態である．疑いが見られた場合，直ちに酸素投与および気道評価，輸液の中止（原因物質の流入を止める），モニター（心電図，パルスオキシメータ，カプノメータなど）の装着，あらゆる手段を講じて輸液路を確保し（骨髄路も考慮），アドレナリンなどの薬物投与を行う．

● その他の有害事象

カテーテルそのものに関連した有害事象は多くの種類が報告されている．以上述べてきたカテーテル留置中に伴う合併症，有害事象に加え，主にはカテーテル挿入時の出血や神経損傷，さらには

カテーテルやガイドワイヤーの断裂や迷走，カテーテル塞栓，血管穿孔，心タンポナーデなどの侵襲性の高い有害事象の報告がある．

　静脈カテーテルが留置されている患者では，これらに関連する症状を絶え間なく，かつ注意深く観察し，患者の安全確保に努める必要がある．

文献

1) Infusion Nurses Society：Infusion Nursing Standards of Practice, 2011.
2) 佐藤エキ子, 寺井美峰子, 高屋尚子：ナースがおこなう静脈注射―安全に実施するための知識と技術, 南江堂, 2005.
3) Gallant P, Schultz A：Evaluation of a visual infusion phlebitis scale for determining appropriate discontinuation of peripheral intravenous catheters. J Infus Nurs, 29(6)：338-345, 2006.
4) Frey A, Pettit J：Infusion therapy in children, Infusion Nursing：An Evidence-Based Approach 3rd ed, Alexander M, Corrigan A, Gorski L, Hankins J, Perucca R, eds, StLouis, MO：Saunders/Elsevier, 2010.
5) Bravery K, Dougherty L, Gabriel J, Kayley J, Malster M, Scales K：Audit of peripheral venous cannulae by members of an IV therapy forum. Br J Nurs, 15：1244-1249, 2006.
6) 日本がん看護学会：外来がん化学療法看護ガイドライン, 金原出版, 2014.
7) 日本医療機能評価機構：医療事故情報収集等事業　第37回報告書, 2014.
8) CDC：Guidelines for the prevention of intravascular catheter-related infections, 2011.
9) Pennsylvania Patient Safety Authority, 9(2), 2012.

5 配合変化が起こりやすい主な注射剤

● 配合変化の分類と要因

機序分類	要因	配合変化
物理的変化	溶解性	**溶媒希釈による溶解度の変化** 主な薬剤 パニペネム，イミペネムは生食50 mLの希釈で不溶性微粒子を認める．フェニトインナトリウムを10.6倍以上に希釈すると結晶が析出する
		非水性溶媒により溶解されている製剤の希釈 主な薬剤 ジアゼパム，フェニトインナトリウム，フェノバルビタール，エトポシド
	吸着・収着	**素材の表面あるいは内部に溶質が取り去られる現象** 主な薬剤 ポリ塩化ビニル製の点滴セット，カテーテルでは，インスリン，遺伝子組換えヒト顆粒球コロニー形成刺激因子製剤は吸着し，ニトログリセリン，硝酸イソソルビド，フルニトラゼパム，ジアゼパム，ミダゾラム，シクロスポリン，ミコナゾール，プロポフォールなどは収着する
化学的変化	酸・塩基反応	**酸性塩の薬剤と塩基性塩の薬剤の混合により，塩がはずれた難溶性薬物が析出** 主な薬剤 塩基性薬剤カンレノ酸カリウムと酸性塩の薬剤ブロムヘキシンの混合でカンレノ酸やブロムヘキシンが析出する
	pH	**主薬の安定性あるいは溶解性を高めるために酸あるいはアルカリでpHを調整している** 主な薬剤 アルカリ側で安定なフェニトインナトリウムをブドウ糖100 mLで希釈した場合，pHが低下し針状結晶が沈殿する
		難溶性塩基性物質の水溶性塩に酸性の注射剤の配合で，pHが酸性側に移動し難溶性塩基性物質が析出 主な薬剤 塩基性薬剤カンレノ酸カリウムとメトクロプラミドの配合でカンレノ酸が析出する
		難溶性酸性物質の水溶性塩に塩基性の注射剤の配合で，pHが塩基性側に移動し難溶性酸性物質が析出 主な薬剤 酸性薬剤ブロムヘキシンとフロセミドの配合でブロムヘキシンが析出する

化学的変化	酸化・還元反応	フェノール，カテコール骨格を有する注射剤は酸化を受けやすい
		主な薬剤 ドパミン塩酸塩は，アルカリ液で酸化を受け分解が進むと褐色に着色する
		亜硫酸塩，アスコルビン酸による還元
		主な薬剤 ガベキサートメシル酸，ナファモスタットメシル酸塩，カルペリチド，フルオロウラシル，ニトログリセリンなどは，亜硫酸塩により分解する
	加水分解	光，温度，pH，濃度は加水分解を促進する
		主な薬剤 エステル(ガベキサートメシル酸，ナファモスタットメシル酸塩)アミド(チアミン塩酸塩)，ラクタムといった構造を含む注射剤は，加水分解を受けやすい．ガベキサートは，アルカリ側に傾くことで加水分解を受け含量低下を起こす
	凝析・塩析	コロイド製剤は種々の条件により凝集する
		主な薬剤 フェジン(含糖酸化鉄)，エレメンミック®注，脂肪乳剤

● 配合変化の回避方法

- 配合変化が経時的な場合は，薬剤同士の接触時間を短くするのに，側管からの急速投与や個別点滴投与といった投与法がある．
- 混合直後に配合変化を生じる場合は，主管を止め側管投与の前後に生食等で洗浄(フラッシュ)または別ラインから投与を検討する必要がある．

● 配合変化が起こりやすい主な注射剤

液 性	区 分	薬 効	一般名	主な商品名
酸性注射剤	pH5.0以下	Ca拮抗薬	ニカルジピン塩酸塩	ペルジピン注射液
		カテコラミン製剤	ドブタミン塩酸塩	ドブトレックス注射液
			ドパミン塩酸塩	イノバン注
		心不全治療薬	ノルアドレナリン	ノルアドレナリン注
			カルペリチド(遺伝子組換え)	ハンプ注射用
		抗不整脈薬	プロプラノロール塩酸塩	インデラル注射液
			アミオダロン塩酸塩	アンカロン注
		脳圧降下・浸透圧利尿薬	D-マンニトール	マンニットール注射液
		降圧薬	ヒドララジン塩酸塩	アプレゾリン注射用
		血管拡張薬	ニトログリセリン	ミオコール静注・点滴静注
		冠血管拡張薬	硝酸イソソルビド	ニトロール注
		去痰薬	ブロムヘキシン塩酸塩	ビソルボン注射液
		抗菌薬	ミノサイクリン塩酸塩	ミノマイシン点滴静注用
			ダプトマイシン	キュビシン静注用
			キヌプリスチン・ダルホプリスチン	注射用シナシッド
			パズフロキサシンメシル酸塩	パシル点滴静注液
		抗真菌薬	イトラコナゾール	イトリゾール注
			ミコナゾール	フロリードF注
		G-CSF製剤(遺伝子組換えヒト顆粒球コロニー形成刺激因子製剤)	フィルグラスチム(遺伝子組換え)	グラン注射液
			ナルトグラスチム(遺伝子組換え)	ノイアップ注

規格pH	性状変化	注意事項
3.0〜4.5	白濁	pH5.2以上で白濁
2.7〜3.3	白濁	pH6.7以上で白濁
3.0〜5.0	微褐色透明	pH8.0以上になると着色することがあるので，重曹のようなアルカリ性薬剤と混合しないこと
2.3〜5.0	微橙色	pH11.8以上で性状変化を起こす．アルカリ性溶液，酸化剤，金属イオンとの混合は避ける
4.5〜6.5	白濁・混濁	アミノ酸製剤，亜硫酸塩（高カロリー輸液の添加剤など），ヘパリンナトリウム製剤により分解され，含量が低下する
2.8〜3.5	白沈	pH10.3以上で白沈
3.5〜4.5	沈殿	生理食塩液に溶解して使用した場合，溶液中に沈殿が生じる
4.5〜7.0	—	単剤での使用推奨（他剤と混合することで結晶析出，薬理作用低下などの可能性がある）
3.5〜5.0	—	溶解液としてブドウ糖注射液は使用しない
3.5〜6.5	—	塩化ビニル製の輸液容器および輸液セットに吸着される．pH10以上のアルカリ性溶液あるいは還元物質（アスコルビン酸など）を含む溶液で希釈すると，すみやかに含量が低下する
4.0〜6.0	—	ポリ塩化ビニル製の輸液容器および輸液セットに吸着する
2.2〜3.2	白濁	pH4.7以上で白濁
2.0〜3.5	黄色増	pH10.8以上で性状変化
4.0〜5.0	—	ブドウ糖を含む希釈液とは混合しない
4.5〜5.0	沈殿	生理食塩液やヘパリンと混和すると沈殿を生ずるため，5％ブドウ糖液または10％マルトース液以外とは混合しない
3.2〜3.7	白濁	pH4.9以上で白濁．血管を確保できないなど，やむを得ず側管から投与する場合には，他剤との配合変化を避けるため，本剤使用の前後に生理食塩液でライン洗浄（フラッシング）を行うこと
4.2〜5.2	沈殿	専用希釈液以外との混合で沈殿
3.9〜4.9	—	ポリ塩化ビニル製の輸液容器および輸液セットに吸着され，可塑剤のジエチルヘキシルフタレート（DEHP）が溶出する
3.7〜4.3	—	添付文書にて他剤との混注を行わないよう記載あり
4.0〜5.5	—	添付文書にて他剤との混注を行わないよう記載あり

液性	区分	薬効	一般名	主な商品名
酸性注射剤	pH5.0以下	蛋白分解酵素阻害薬	ナファモスタットメシル酸塩	注射用フサン
			ガベキサートメシル酸塩	注射用エフオーワイ
		制吐薬	メトクロプラミド塩酸塩	プリンペラン注
		催眠鎮静薬	ミダゾラム	ドルミカム注射液
		パーキンソン治療薬	レボドパ	ドパストン注射液
		抗精神病薬	ハロペリドール	セレネース注
		精神神経用薬	プロクロルペラジンメシル酸塩	ノバミン筋注
			レボメプロマジン塩酸塩	ヒルナミン筋注
		麻酔導入薬	フルニトラゼパム	ロヒプノール静注用
		モルヒネ系製剤	モルヒネ塩酸塩	モルヒネ塩酸塩注射液
		抗悪性腫瘍薬	エピルビシン塩酸塩	ファルモルビシンRTU注射液
			アムルビシン塩酸塩	カルセド注射用
			シスプラチン	動注用アイエーコール
				ランダ注
			エトポシド	ラステット注
		免疫抑制薬	シクロスポリン	サンディミュン点滴静注用
		ビタミンB_1製剤	チアミン塩酸塩	該当製品名多数あり
		高カロリー輸液用微量元素製剤	微量元素製剤	エレメンミック注

規格pH	性状変化	注意事項
3.5〜4.0	白濁	pH8.6以上で白濁あるいは結晶が析出する場合があるので，生理食塩液または無機塩類を含有する溶液をバイアルに直接加えないこと
4.0〜5.5	白濁	pH9.0以上で白濁．抗生物質やヘパリン等のカルボキシル基と結合し塩を生成．血液製剤中のエステラーゼ，アミノ酸（ヒスチジン含有），アルカリ性下，亜硫酸塩により分解し，本剤の残存率が低下する
2.5〜4.5	白濁	pH8.3以上で白濁
2.8〜3.8	白濁	pH4.7以上で白濁
2.5〜4.5	微橙赤色	pH9.0以上で褐変するためアルカリ性注射剤との混合は注意する
3.5〜4.2	白濁	pH6.3以上より白濁
5.0〜6.0	白濁	pH1.6以下，pH6.97以上で白濁
4.0〜5.0	白濁	pH5.2以上で白濁
3.5〜5.5	黄色	アルカリ性にすると黄変化を認めるので，アルカリ性薬剤との配合には注意する．非水溶媒に溶解してあるので希釈調製により過飽和となり，経時的に結晶が析出することがある
2.5〜5.0	白濁	pH6.1以上で白濁
2.5〜3.5	暗赤色透明	pH8.2以上で暗赤色澄明
2.4〜3.0	濁り	pH3.0を超えると力価の低下および濁りを生じる
4.5〜7.0	—	アミノ酸製剤，乳酸ナトリウムを含有する輸液を用いると分解が起こるので避ける
2.0〜5.5	濁り	低Clで活性低下，生理食塩液と混和する
3.3〜4.5	—	ポリ塩化ビニル製の輸液容器および輸液セットを使用した場合，可塑剤のジエチルヘキシルフタレート（DEHP）が溶出する
4.5〜7.0	—	ポリ塩化ビニル製の輸液容器および輸液セットに吸着する
2.5〜4.5	—	中性〜アルカリ性ではpHが高まるに従い不安定となる．亜硫酸が存在すると，分解する
4.5〜6.0	濁り	光により濁りを生じる

液 性	区 分	薬 効	一般名	主な商品名
アルカリ性注射剤	pH9.0以上	悪性高熱症・悪性症候群治療薬	ダントロレンナトリウム	ダントリウム静注用
		アシドーシス治療薬	炭酸水素ナトリウム	メイロン静注
		気管支拡張薬	アミノフィリン	ネオフィリン注
		急性肺障害治療薬	シベレスタットナトリウム	注射用エラスポール
		抗悪性腫瘍薬	メトトレキサート	注射用メソトレキセート
		降圧・利尿薬	フロセミド	ラシックス注
			カンレノ酸カリウム	ソルダクトン静注用
		カリニ肺炎治療薬	トリメトプリム・スルファメトキサゾール	バクトラミン注
		抗ウイルス薬	アシクロビル	ゾビラックス点滴静注用
			ガンシクロビル	デノシン点滴静注用
		抗菌薬	スルバクタムナトリウム アンピシリンナトリウム	ユナシンS静注用
			アンピシリンナトリウム	ビクシリン注射用
			セフォゾプラン塩酸塩	ファーストシン静注用
		抗真菌薬	アムホテリシンB	ファンギゾン注射用
			ホスフルコナゾール	プロジフ静注液
		抗てんかん薬	フェニトインナトリウム	アレビアチン注
		静脈麻酔薬	チオペンタールナトリウム	ラボナール注射用
		炭酸脱水素酵素阻害薬	アセタゾラミドナトリウム	ダイアモックス注射用
		プロトンポンプ阻害薬	ランソプラゾール	タケプロン静注用
			オメプラゾールナトリウム	オメプラール注用
		肺高血圧治療薬	エポプロステノールナトリウム	静注用フローラン
		鉄剤	含糖酸化鉄	フェジン静注
		葉酸	葉酸	フォリアミン注射液

規格pH	性状変化	注意事項
9.0～10.5	白濁	pH3.0以下で白濁．他剤との混合は禁止されている．注射用水以外との混合禁止
7.0～8.5	発泡	pH7.3以下で発泡
8.0～10.0	針状結晶析出	pH7.3以下で針状結晶析出
7.5～8.5	沈殿	pH6.0以下で沈殿．アミノ酸による分解およびアルカリ性下で分解．酸性下での結晶析出．カルシウムイオンによる沈殿の析出
7.0～9.0	白色沈殿・混濁	pH5.5以下で白色沈殿・混濁
8.6～9.6	白濁，沈殿	pH6.3以下で白濁から沈殿
9.0～10.0	微濁	pH8.4以下で微濁
9.1～9.9	白沈	pH7.5以下で白沈
約10.4	結晶析出	pH10.4以下で結晶析出
10.8～11.4	―	具体的な基準なし．使用上の注意に他剤との混注はしないことと記載
8.0～10.0	白沈	pH7.0以下で白沈
8.0～10.0	結晶析出	pH7.2以下で結晶析出
7.5～9.0	白濁	pH3.2以下で白濁
7.2～8.0	混濁	pH6.4以下で混濁
8.5～9.5	―	他剤との混合は禁止されている
約12	結晶析出	pH10.7以下で結晶析出
10.2～11.2	白沈	pH10.0以下で白沈
9.0～10.0	―	本剤は注射用水，生理食塩液，または5％ブドウ糖液で完全に溶解してから使用する
10.6～11.3	変色，沈殿	配合変化による変色，沈殿物を生じることがあるのため，日局生理食塩液または日局5％ブドウ糖注射液以外の溶解液，輸液，補液または他剤との混合はしないこと
9.5～11.0	微黄色透明	pH5.2以下で微黄色透明．生理食塩液または5％ブドウ糖液以外の溶解液，輸液，および他剤との混合注射は避けること
10.2～11.2	―	他剤との混合は禁止されている
9.0～10.0	混濁，結晶析出	pH4.1以下で混濁，結晶析出
8.0～11.0	白沈	pH6.0以下で白沈

液性	区分	薬効	一般名	主な商品名
その他	配合変化に注意を要する薬剤	抗悪性腫瘍薬	パクリタキセル（アルブミン懸濁型）	アブラキサン点滴静注用
			ネダプラチン	アクプラ静注用
			オキサリプラチン	エルプラット注射用
			ドキソルビシン塩酸塩	アドリアシン注用
		G-CSF製剤（遺伝子組換えヒト顆粒球コロニー形成刺激因子製剤）	レノグラスチム（遺伝子組換え）	ノイトロジン
		抗菌薬	ホスホマイシンナトリウム	ホスミシンS静注用
			パニペネム	カルベニン点滴用
			イミペネム	チエナム点滴静注用
		抗真菌薬	アムホテリシンBリポソーム製剤	アムビゾーム点滴静注用
		向精神薬	ジアゼパム	セルシン注射液
		全身麻酔・鎮静用薬	プロポフォール	ディプリバン
		ビタミンK製剤	メナテトレノン	ケイツーN静注
		静注用脂肪乳剤	脂肪乳剤	イントラリポス輸液

規格pH	性状変化	注意事項
6.0〜7.5	—	他剤との混合は禁止されている
6.5〜7.5	—	アミノ酸輸液，pH5以下の酸性輸液（電解質補液，高カロリー輸液用基本液，5%果糖注射液など）を用いると分解が起こるので避ける
4.0〜7.0	—	生理食塩液などの塩化物を含む輸液との配合を避ける．塩基性溶液により分解するため，塩基性溶液との混和あるいは同じ点滴ラインを用いた同時投与は行わない
5.0〜6.0	—	アルカリ側では安定性が低下する
6.0〜7.5	—	添付文書にて他剤との混注を行わないよう記載あり
6.5〜8.5	—	ナトリウム含有量が多いため，点滴時は補液で希釈．点滴以外で静注する際は注射用水，ブドウ糖液で溶解
5.8〜7.8	—	アミノ酸製剤と混和すると力価が著しく低下する（添付文書には特に記載なし）
6.5〜8.0	—	アミノ酸製剤と混和すると力価が著しく低下する（添付文書には乳酸塩と混和すると不安定と記載）
5.0〜6.0	—	溶解には注射用水，希釈にはブドウ糖注射液を用いる
6.0〜7.0	—	他剤との混合は禁止されている．非水溶性のため，他剤により希釈されると沈殿が生じる
7.0〜8.5	—	5%ブドウ糖液以外と混和しないこと．ポリ塩化ビニル製の輸液容器および輸液セットを使用した場合，可塑剤のジエチルヘキシルフタレート（DEHP）が溶出する
6.0〜8.0	褐色・白濁	光により褐色し分解．アルカリ性に傾くと褐色するため配合は避けること．2価の陽イオンと反応し白濁する
6.5〜8.5	—	他剤を混合しないこと，と添付文書に記載あり．ポリ塩化ビニル製の輸液容器および輸液セットを使用した場合，可塑剤のジエチルヘキシルフタレート（DEHP）が溶出する

6 デバイス選択アルゴリズム

本ガイドラインに沿ったVAD選択のアルゴリズムを提示する．VADの選択は，患者の状況に応じて個別に選択する．

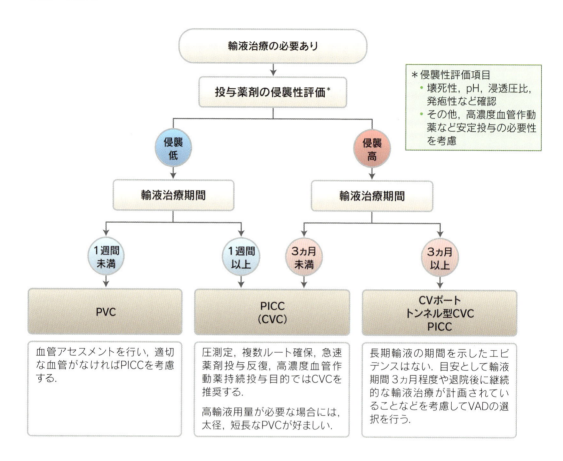

● 緊急な静脈確保が必要な場合

- 翼状針，PVC，骨髄針などアクセス可能なあらゆる経路を検討する．
- 緊急確保した経路からの投与は24時間以内とし，速やかに別経路を確保する．

● カテーテル一覧

- PVC：末梢静脈留置カテーテル
- PICC：末梢挿入型中心静脈カテーテル
- CVC：非トンネル型中心静脈カテーテル
- CVポート：埋め込み型中心静脈カテーテル
- トンネル型CVC：トンネル型中心静脈カテーテル

（定義については，p.3「V．用語の定義」を参照）

輸液カテーテル管理の実践基準
輸液治療の穿刺部位・デバイス選択とカテーテル管理ガイドライン ©2016
定価(本体1,200円+税)

2016年2月5日 1版1刷

編 者　日本VADコンソーシアム
発行者　株式会社　南山堂
　　　　代表者　鈴木　肇

〒113-0034　東京都文京区湯島4丁目1-11
TEL 編集(03)5689-7850・営業(03)5689-7855
振替口座　00110-5-6338

ISBN 978-4-525-50111-2　　　　　　　　　Printed in Japan

本書を無断で複写複製することは，著作者および出版社の権利の侵害となります．
JCOPY ＜(社)出版者著作権管理機構 委託出版物＞
本書の無断複写は著作権法上での例外を除き禁じられています．複写される場合は，そのつど事前に，(社)出版者著作権管理機構(電話 03-3513-6969，FAX 03-3513-6979，e-mail: info@jcopy.or.jp)の許諾を得てください．

スキャン，デジタルデータ化などの複製行為を無断で行うことは，著作権法上での限られた例外（私的使用のための複製など）を除き禁じられています．業務目的での複製行為は使用範囲が内部的であっても違法となり，また私的使用のためであっても代行業者等の第三者に依頼して複製行為を行うことは違法となります．